건강한 피부와 숨 쉬는 모공을 만드는
블랙헤드 홈케어

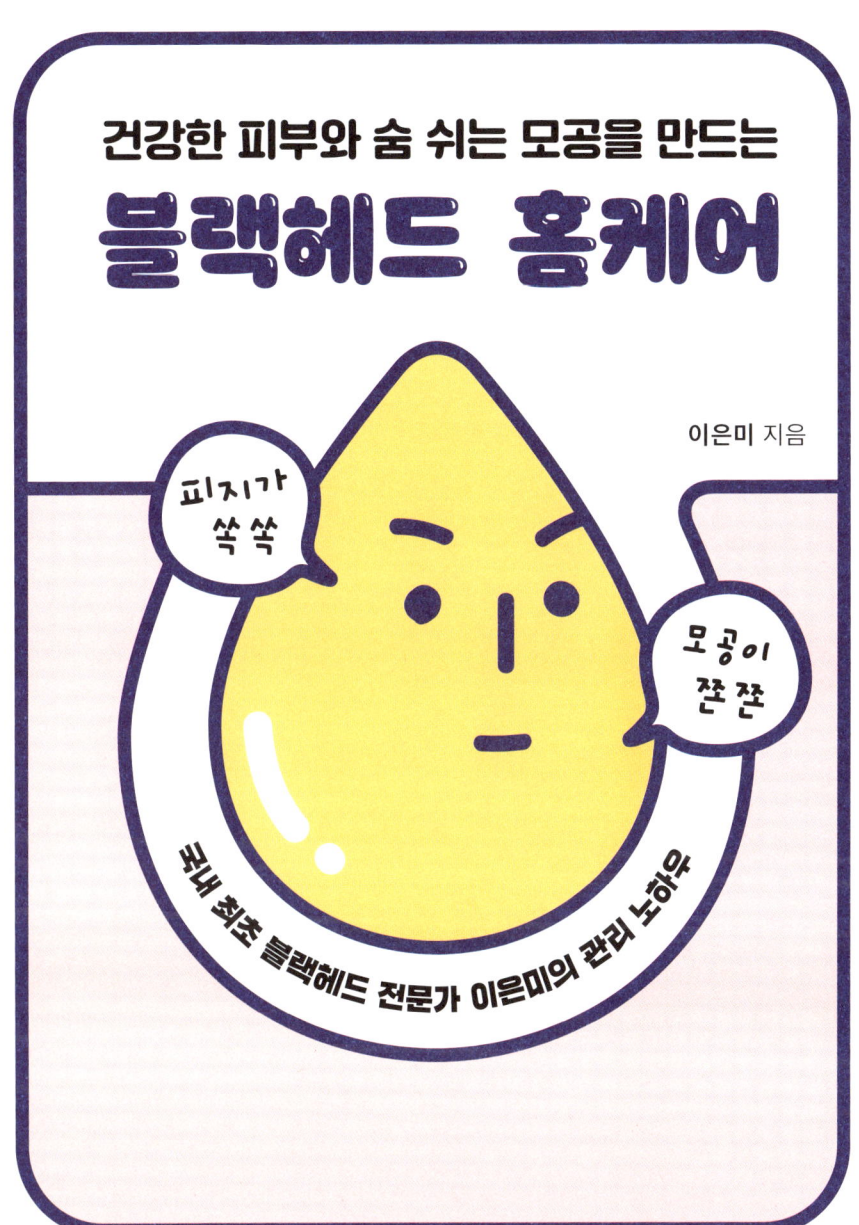

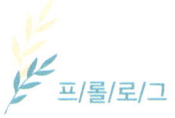

프/롤/로/그

블랙헤드로 고민하는
모든 이들에게

'어쩜! 이런 곳이 있었네요.'
'제가 정말 필요로 했던 곳이에요.'
'코만 전문으로 관리해주는 곳을 찾았는데 진짜로 있다니 너무 좋아요.'
'다른 피부는 괜찮은데 코만 지저분해서 전문 관리샵이 있으면 좋겠다고 생각했어요.'

나를 찾는 고객들은 하나같이 '코만 전문으로 관리하는 곳'이라 믿음이 생기고 '진짜 이런 곳이 있을까'하는 호기심으로 방문을 하였다고 한다. 나는 어떤 일이든 신뢰와 믿음, 노력이 있다면 실패하지 않는다고 생각한다. 지금의 블랙헤드 관리샵을 운영하고 있는 나의 소신이자 철학이다.

나는 오랫동안 피부 관리를 업으로 생각하며 많은 고객들의 피부를 관리했었다. 남다른 손맛, 해박한 피부 지식, 누구든 쉽게 이해시키는 노련한 강의, 평범하지 않은 패션과 카리스마는 나를 전문가로 비추기에 손색이 없다고 생각하며 착각에 빠졌던 시절. 실력과

입소문으로 점점 늘어나는 고객과 덩달아 올라가는 매출에 눈이 멀어 관리 비용이 비싸다는 고객에겐 싼 곳으로 가라고 큰소리를 칠 정도로 자신감 아니 거만이 흘러넘쳤다.

그러던 어느 날 '얼굴 아래로 압을 줘서 오히려 주름이 생길 것 같아요'라는 한 고객의 지적에 내 자신이 한심하고 창피해졌다. 근육을 공부했다는 내가 고객들의 칭찬에 기본을 무시하고 자만에 빠져 있었던 것이다.

전문가의 사전적 정의는 '기술, 예술 등 특정 분야에 정통한 전문적인 지식과 능력이 있는 사람'이다. 그러나 그 기준은 정해져 있지 않다. 한 우물만 파서 경력이 오래되어도 알아주고 찾아주는 사람이 없다면 그저 '자칭 전문가'일 뿐이다.

피부 경력 25년인 나 또한 '자칭 전문가'였던 시절이 있다. '자칭 전문가'와 '타칭 전문가'의 구분은 특히 요즘 같은 시기에 거침없이 나뉜다. '타칭 전문가'로 인정받으면 셀럽이 되지만 '자칭 전문가'임이 들통 나는 순간, 지금까지의 노력은 물거품이 된다.

다행히 나는 '자칭'과 '타칭'의 경계를 일찍 깨닫고 스스로를 '블랙헤드 전문가'라고 하지 않는다. 다만 블랙헤드에 대해서 대한민국에서 나만큼 아는 사람은 없을 것이라는 확신은 있다.

블랙헤드를 전문으로 관리해야겠다고 결심한 데에는 기존의 블랙헤드 관리의 한계를 경험했기 때문이다. 여드름, 기미, 주름, 홍조 등 문제성 피부의 관리에 비해, 일반 피부 관리는 각자의 타입에 상관없이 클렌징, 마사지, 영양팩 순서로 마무리되는 비슷한 순서로 진행이 되었다. 결국 이러한 관리는 블랙헤드와 모공을 축소할 수는 있지만 그로 인해 또 다른 문제가 생길 수 있다.

또한 관리 후 좋은 피부가 나타나면 관리사 덕분이지만 그렇지 않으면 고객의 피부 탓을 하는 세태를 조금이나마 바꿔보고 싶었다. 그래서 시작한 문제성 피부 전문샵의 첫 번째가 '블랙헤드'였다.

첫째, 블랙헤드를 선택한 이유는 관리의 전, 후 대비가 확실하기 때문이다. 블랙헤드 관리는 얼굴 전체가 환해지고 피부가 좋아 보이는 시각적 효과가 분명한 관리다.

둘째, 블랙헤드로 대인기피증까지 생기는 사람들의 사연을 알게 되면서 부터이다. 집 앞 편의점에 나가더라도 화장이나 마스크로 얼굴을 가리고, 거래처 사람과 미팅이 잡히면 일보다는 코를 가리는 데 신경을 쏟느라 대화의 방향을 놓치는 등 블랙헤드가 대인기피증까지 만든다고 한다. 그런 그들을 위해 나 같이 블랙헤드에 '미(美)'치는 여자가 나타난 것이다.

블랙헤드 전문샵을 운영하겠다는 이야기를 했을 때 '누가 코만 관리하러 오냐', '오픈하고 찾아오는 사람이 있겠냐'라는 우려의 목소리가 많았다. 그러나 블랙헤드에 대한 10년의 연구와 임상을 거치며 성장한 모습을 보이자 나를 블랙헤드와 모공 전문가로 불러주는 사람들이 생겨나기 시작했다. 드디어 '타칭 전문가'에 한발 다가간 셈이다.

어쩌면 이 책을 선택한 여러분도 '블랙헤드'라는 문제를 경험하고 여러 방법을 써보았지만 효과를 보지 못했거나 그 문제로 고민하고 있을지 모르겠다. 하지만 이 책을 통해 말하고 싶은 것은 블랙헤드에 대해 알면 여러분의 현재는 달라진다는 것이다. 단지 피부의 변화를 넘어 스스로를 더 사랑하고 소중하게 대할 것이다.

이 책이 단순히 '블랙헤드'와 '모공' 관리 방법을 알기 위한 것뿐만 아니라 여러분 자신을 사랑하고 관리하기 위한 선택이기를 진심으로 바란다.

이은미

프/롤/로/그

블랙헤드로 고민하는 모든 이들에게 … 004

제 1 장
블랙헤드에 미치자 세상이 달라졌다

01 피부 콤플렉스로 웅크리던 나날 … 014
02 피부를 살리는 화장품 다이어트 … 019
03 피부를 망치는 습관들 … 023
04 성형보다 더 예뻐지는 블랙헤드 제거 … 028

제 2 장
블랙헤드 만질까 말까

01 늦었다고 생각할 때가 빠를 때 … 034
02 잘못된 정보는 피부를 망가트린다 … 038
03 피부에 양보하지 마세요 … 042
04 피부 트러블을 즐겨라 … 046
05 내 인생의 주인은 나 … 051
06 자녀의 블랙헤드를 놔두자 … 056

제 3 장

모공에 관한
모든 것

01 피부 보디가드 모공의 기능 ··· 062
02 모공에도 여러 종류가 있다 ··· 066
03 모공이 넓어지는 이유 ··· 070
04 모공 줄이는 방법 ··· 075
05 모공 흉터가 생기는 원인 ··· 079

Q&A 알쏭달쏭 모공 ··· 083

제 4 장

많든 적든
골칫덩어리 피지

01 피지선은 무엇일까 ··· 088
02 피지선이 활성화되는 이유 ··· 092
03 피지를 구성하는 성분 ··· 096
04 피지의 긍정적 역할 ··· 099

Q&A 알쏭달쏭 피지 ··· 104

제 5 장

지긋지긋한
블랙헤드

01 블랙헤드가 생기는 이유 ⋯ 108
02 코 블랙헤드의 유형 ⋯ 112
03 블랙헤드와 화이트헤드의 차이점 ⋯ 118
04 블랙헤드는 짜야만 한다 ⋯ 121
05 몰래 온 손님 화이트헤드와 좁쌀여드름 ⋯ 124

Q&A 알쏭달쏭 블랙헤드 ⋯ 128

제 6 장

올바르고 확실한
블랙헤드 관리법

01 블랙헤드를 관리해야 하는 이유 ⋯ 132
02 블랙헤드 제거 방법의 장·단점 ⋯ 135
03 코메도의 종류 ⋯ 141
04 초보자도 가능한 코메도 사용법 ⋯ 145
05 여러 세안 도구와 모공 브러쉬 ⋯ 149

Q&A 알쏭달쏭 블랙헤드 관리법 ⋯ 152

제 7 장

블랙헤드?
만원이면 돼!

01 올바른 세안학개론 … 158
02 모공을 비우는 여러 방법 … 165
03 피지도 모공도 진정시키는 천연 팩 … 168
04 저렴하면서도 쉬운 수분관리 … 174
05 계절별 블랙헤드 관리 … 178

Q&A 알쏭달쏭 블랙헤드 홈케어 … 182

에/필/로/그

블랙헤드, 누구나 올바르게 관리할 수 있다 … 188

제 1 장

블랙헤드에 미치자 세상이 달라졌다

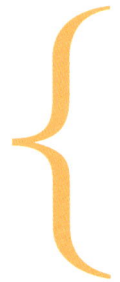

01
피부 콤플렉스로 웅크리던 나날

　기미는 피부를 칙칙하고 더러워 보이게 해 피부 톤을 망치는 1순위다. 요즘 사진 앱은 터치 한 번에 기미, 잡티를 없앨 뿐만 아니라 피부 톤도 좋아 보이게 하고 물광 피부처럼 보정해주어 사기라는 소리까지 듣게 한다. 그러나 현실에서는 터치 한 번으로 기미가 없어지는 그런 마법은 없다.

　터치 한 번이 아니라 레이저를 여러 번 맞아도 미(美)에 좋은 방법이란 없다. 혹자는 그냥 생긴 대로 사는 게 편하다며 마음을 수양하고, '나는 예쁘다'라고 암시를 걸어 당당하게 사는 게 좋다고 할 것이다. 그러나 기미로 인해 고민하는 사람들이 들으면 시뻘건 눈

화장을 한 이영애 대사처럼 '너나 잘 하세요'를 할 소리다.

　피부 관리 12년 즈음 인생의 전환기가 찾아왔다. 삶이 늘 아름답고 예쁘지는 않았지만 그래도 웃음으로 하루를 시작하고 끼니때가 되면 먹고 싶은 거 먹고, 주말이면 가까운 곳에 바람도 쐬러 가고, 지름신이 강림하면 감당할 수 있을 만큼의 쇼핑도 즐기던 인생이었다. 벼랑으로 서서히 내몰리는 어느 정도의 과정이나 눈치 챌만한 찰나도 없이 나락으로 떨어지는 건 한순간이었다. 정말 세상에 이런 일이, TV프로그램 같은 일이 나에게도 생기더라는 것이다.
　생각지도 못했던 고난은 얼굴에서 웃음기를 사라지게 했고, 밥을 삼킬 수도 없었으며 사람을 믿는다는 것이 무서워졌었다. 모든 것이 송두리째 날아가 버린 현실을 부정하며 원래 세상에 없었던 사람처럼 죽고만 싶었다.
　정신이 피폐해지니 세상 모든 고민은 내가 짊어지고 있는 것 마냥, 좀비처럼 걸어 다니는 시체가 되고 말았다. '내가 살아 무엇하리, 이생에 못다 한 한(恨) 저승 가서 이루리라'라며 영원히 잠자는 숲속의 공주 콘셉트를 잡으려다, 모진 친구 덕에 정신을 차리고 제2의 인생을 멋지게 살아 보겠다 다짐했었다. 그러나 거울을 직면한 순간, 누군지 알아볼 수 없는 사람이 있었다.

　마음고생을 하면 다이어트도 된다지만 장담컨대 좌, 우 눈 밑에 데칼코마니 수채화쯤은 손쉽게 만드는 화가도 될 수 있다. 이 수채화는 빗물에 지워지거나 바랠까봐 걱정하지 않아도 된다.

제2의 인생을 멋지게 살고 싶었던 나의 적은 데칼코마니, 기미였다. 지금 생각해보면 아이러니하게도 피부 관리가 나의 직업이고 나름 전문가인데 기미를 없앨 방법이 떠오르지 않았고 어떤 노력을 해야 할지 막막했었다.

처음 시도한 방법은 피부과를 찾는 거였다. 그나마 많은 공부를 한 전문가에게 맡기면 지금 사진 앱의 효과처럼 한 번에 없어지리라고 생각했던 것이다.

그러나 기대가 크면 실망도 큰 법. 레이저 몇 번 받으면 좋아진다더니, 좋은 대학 나오면 뭐하나. 기미 하나 못 없애는데. 분노의 삿대질을 하고 싶은 마음이 굴뚝같았으나 나의 어설픈 불만은 의미없는 메아리로 돌아올 것을 알기에 후회만 남기고 돌아올 수밖에 없었다.

없는 돈과 시간을 투자했건만 효과는커녕 피부만 종잇장처럼 얇아지고 건조해졌으며 데칼코마니 기미는 더욱 짙어져 나의 자존감은 땅으로 떨어지다 못해 지하로 들어갈 정도였다. 거울을 볼 때마다 기미만 보이니 다른 사람을 만나도 내 얼굴의 기미만 보지 않을까 두렵고 무서웠다. 사람을 만나면 무슨 대역죄를 지은 사람마냥 폴더 폰처럼 몸을 반으로 접고 있어서 상대방은 나의 정수리와 대화하기 일쑤였다.

이대로는 안 되겠다 싶어 찾은 방법이 화장품이었다. 눈을 닫고, 귀를 닫으니 찾은 방법도 하면 안 되는 방법 중 하나를 선택했던 것이다. 미백에 좋다, 기미가 없어진다, 효과 있더라 하는 제품이 나오면 빛의 속도로 달려갔다.

그래서 효과가 있었느냐. 집에 있는 미백 화장품으로 가게를 차려야 하나 고민할 정도로 화장품만 쌓여갔다. 화장대를 넘어 책상, 식탁, 냉장고에까지 있었으니 말이다.

화장품을 사고 후회하고 거울을 보고 실망하고 악순환의 반복을 하던 어느 날, 나 스스로가 피부를 죽이고 있다는 것을 깨달았다. 그 후 피부 다이어트와 해독을 시작했다.

찾고자 하면 얻게 된다고 했던가. 해독에 관해 찾다보니 피부에 좋은 것을 주입하는 것이 아니라 피부 속 나쁜 것부터 빼내는 팩을 발견했다. 2주 동안 매일 사용했더니 기미가 점점 흐려지기 시작했고 바닥을 찍던 자존감은 새싹처럼 다시 올라오기 시작했다. 상대방과 눈을 보며 대화할 수 있게 된 것이다.

그러나 지금에서야 생각해보면 해독팩이 내 피부 속 독소가 아니라 마음 속 독소를 해독했다는 것이다. 기미를 좋아지게 할 수 있다는 믿음 하나로 효과 있는 방법을 찾기 위해 열중하고 고민하며 다른 것에 집중했을 때 기미는 더 이상 고민이 아닌 것이 되었다. 데칼코마니 기미가 나의 자존감을 먹고 있었던 것이 아니라 내 마음

속 깊은 어둠이 얼굴에 수채화를 남기고 있었던 것이다.

 백설공주처럼 하얗고 깨끗한 피부는 될 수도 없거니와, 아직도 눈 밑에 기미와 잡티가 있다. 그러나 겨우 기미 하나보다 나를 사랑스럽게 만드는 매력이 훨씬 많다는 것을, 그로 인해 지금의 나는 사람들의 시선을 두려워하지 않고 즐긴다는 것을 당당히, 다른 사람들의 눈을 보며 말할 수 있다.

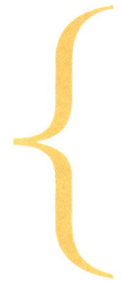

02
피부를 살리는 화장품 다이어트

    화장품의 마케팅 문구를 보면 세상에 이런 기적의 선물은 없다고 여겨질 정도다. 나는 '시간의 밀도를 깊숙이 채워 피부를 근본적으로 바꾸다'와 같은 사람을 현혹하는 제품 홍보 문구를 만들어내는 사람들을 만나보고 싶다고 생각한 적도 있다.

    화장품 하나만으로도 피부가 드라마틱하게 좋아지고 금방이라도 아기피부처럼 뽀송뽀송, 눈이 부시게 바뀔 것 같은 문구들. 하지만 현실은 말라비틀어지고 주름진 내 피부 같아 씁쓸하다.

    나도 한때 광고에 나오는 화장품에 열광하고 신상을 종류별로 욕심냈었다. 기미가 고민이었을 땐 미백 제품을 수입이든 국산이든 돈을 싸들고 가서 품에 안고 와야 마음의 안정을 찾을 정도였다. 그러나 그렇게 생각 없이 발랐던 화장품의 효과는 벼룩의 간만큼이나 미미했고 피부는 오히려 거무튀튀해졌다.

명색이 경력 높은 피부관리사인데 피부 좋다는 소리보다 손맛 좋다는 소리만 잔뜩 들었다. '역시 피부관리사라 그런지 피부 참 좋네요'라는 칭찬은 기본적으로 들어야 마땅한데 말이다. 더 속상했던 건 내가 고객에게 '피부 좋아졌네요'라고 칭찬할 수 없었다는 점이다.

피부 관리의 기본을 마사지라고 생각한다면 오산이다. 피부 관리의 기본은 클렌징부터이다. 오일이나 크림으로 일단 메이크업의 잔여물을 제거하고 거품을 내어 모공 속까지 깔끔하게 세안한다. 그런 다음 마사지 오일이나 크림을 열심히 바른 뒤 따뜻한 타월로 닦아낸다. 또 영양 앰플을 잔뜩 바르고 진정팩이라며 마스크를 올린다. 이게 끝이 아니다. 마무리로 토너, 아이크림, 에센스, 로션, 크림, 선크림 순으로 얼굴을 화장품으로 도배를 한다. 그래서 피부 관리가 끝나면 발갛게 생기가 돌아 피부가 좋아진 듯 보이지만 다음 방문 때의 고객 피부는 여전히 똑같다.

피부 관리 순서를 보면 화장품을 발랐다 지웠다를 반복하고 마지막으로 바르며 끝내는 걸 알 수 있다. 화장품으로 피부가 좋아진다면 아마 관리 받는 사람들은 피부가 좋아지다 못해 연예인에게나 보인다는 후광으로 눈이 부셔 마주하지도 못했으리라.

생각해보자. 화장품이 정말 효과가 있다면 해마다 새로운 화장품이 나올 필요가 없다. 굳이 종류별로 구분되어 나올 필요도 없다. 덧붙이자면 화장품 회사의 성장이 급속도로 이루어지면서 이제는 유아용 화장품도 나오는데 피지가 많은 유아에게 화장품 사용은 금물이라 말하고 싶다. 주니어용 화장품으로 인해 10대들의 피부가 얇아지고 트러블은 더 많이 생겼으며 블랙헤드도 심각해졌는데 유아용 화장품이라니.

사람들이 예뻐지는 방법 중 하나로 화장품을 꼽으면서 피부도, 피부 타입도 급속도로 변했다. 90년대까지 피부 타입은 건성, 중성, 지성 세 가지로만 나뉘었으나 화장품의 수요가 늘어남에 따라 악건성, 수분 부족형 지성, 트러블, 예민 피부 등으로 나뉘고 있다.

샵에 방문하는 20~30대 남녀 중 건강한 피부인 중성 피부를 갖고 있는 사람은 이제 찾아보기 힘들 정도다. 오히려 지성 피부인데 수분 부족형이라는 단어가 붙어 애매한 피부 타입이 되었다. 애초에 이해할 수 없는 피부 타입에 수분 부족이라고 하니 수분 크림을 발라야하는지, 그래도 지성이라고 하니까 유분이 없는 제품을 발라야하는지 고민하는 시대가 됐다.

굳이 찾으려고 노력하지 않아도 한집 건너 화장품 가게가 있고 소비자들을 유혹하는 화장품 홍보 문구에 가게마다 사람들이 넘쳐난다. 화장품 리뷰는 또 왜 그렇게 많은지. 가끔 내게도 제품 테스트나 리뷰를 해줄 수 있겠냐는 문의가 온다. 그럼 나는 무시한다. 화장품이 아무리 좋다고 한들 내 소중한 피부에 맞는지 안 맞는지도 모를 화장품으로 스트레스를 주고 싶지 않다는 것이 나의 피부 지론이다.

돈 안 들여도 간단한 피부 관리법으로 피부가 좋아지고 블랙헤드도 덜 생기고 나이보다 어려 보인다는 칭찬을 받을 수 있다. 나는 화장품을 줄이고 수분 증발을 막아주는 랩마스크를 하면서 '피부관리사라 피부가 좋구나', '피부 참 좋으시네요'라는 소리를 자주 듣게 됐다. 부위별로 화장품을 나눠 바를 때는 손맛 좋다는 소리만 들었는데 화장품을 줄였더니 오히려 피부가 좋아졌단다.

화장품에 미치면 나만 손해다. 홍보 문구에 속아 잔뜩 사면 돈 손해, 피부에 좋다고 해서 발랐더니 트러블이 생겨 약값과 병원비까지 든다. 또 안 맞으면 쌓아두기만 하니 쓰레기가 생기고, 건조해서 발랐는데 씻고 나면 다시 건조해지고, 그리고 무엇보다 광고 문구처럼 되지 않아 스트레스까지 받는다. 이렇게 많은 손해를 보는 일을 굳이 할 필요 없다.

미친 듯이 화장품을 찾지 않고 종류도 줄여야 피부도, 내 주머니도 산다. 돈 아끼겠다고 허리띠 졸라매지 말고 화장품만 줄여도 소비 금액의 1/3은 줄어드니 화장품 다이어트를 시작해 보는 것은 어떨까.

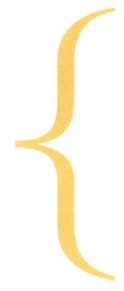 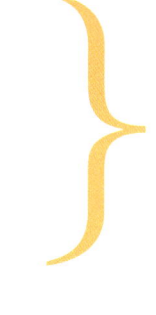

03
피부를 망치는 습관들

　한때 피부의 각질을 벗겨낼수록 매끈하고 하얗게 된다고 생각하여 '이태리타월'이라고 부르는 때수건으로 얼굴 때를 밀어내는 방법이 성행했었다. 하지만 곧 때수건으로 얼굴을 닦는 것은 피부를 망치는 최고의 지름길이라는 바른 정보가 밝혀졌다.

　얼굴 피부는 너무 얇아 밀어낼만한 때가 없다. 때수건으로 얼굴을 자주 닦으면 피부 수분이 증발하고, 외부 세균으로부터 피부를 보호해주는 힘이 약해진다. 또한 화장품같이 피부에 닿는 물질들 때문에 접촉성 피부염이 생길 우려도 높고 피부 노화도 더 빨리 진행된다.

이렇듯 피부가 민감하게 변하는 이유 중 가장 큰 것은 '물리적 자극'이다. 공연히 만지거나 다양한 관리를 하는 등 지나치게 함부로 다룸으로써 피부가 망가지는 일이 화장품 부작용보다 훨씬 많아졌다는 사실이 이를 증명한다.

우리 몸은 상처가 나면 그곳의 세포가 활성화되어 흠집을 메우고 치료한다. 마찬가지로 피부도 재생 작용으로 복구되지만 손상된 정도에 따라서 상처가 감쪽같이 치유되기도, 흔적이 남기도 한다.

피부는 가장 바깥에 위치하고 있는 표피가 건강해야 좋은 피부라고 할 수 있다. 얼굴 표피는 0.1mm 이내로 아주 얇다. 그런데 이 표피는 손상되어도 흉이 남지 않지만 그 밑에 있는 진피에 상처가 나면 대부분 흔적이 남는다. 그래서 손톱으로 가볍게 긁어도 진피까지 상처가 나 회복 불가능한 흉터가 생긴다.

여기서 생각해볼 것은 피부를 좋게 하겠다며 성행하는 현대의 관리법들이 주로 어떤 방식으로 이루어지는가이다. 이태리타월 같은 것으로 피부 표피를 깎아내고, 녹이고, 밀어내고, 벗겨내는 방법들이라는 것이다. 이렇게 피부를 혹사하는 물리적 자극들만 주고 있으면서 주인은 피부 탓만 한다. 그렇다면 피부에 부담이 되는 물리적 자극에 대해 하나하나 짚어보자.

첫 번째는 **비누 세안**이다. 피부는 약산성인데 알칼리성의 비누를 사용하는 순간 표피는 얇아진다. 비누 세안 뒤 뽀드득 소리가 나는 현상은 피부가 깨끗하게 씻긴 게 아니라 피부 표피가 없어진 것이라고 보면 된다. 비누 세안으로 표피를 없애지 말고, 노폐물과 화장품 잔여는 씻어내고 표피는 보호하는 성분이 든 클렌징 폼을 사용해라.

두 번째는 **각질 제거 스크럽**이다. 앞에서 말한 것과 같이 표피는 정말 얇다. 때수건이 표피를 밀어내는 것이라면 스크럽은 깎아내는 것이라고 보면 된다. 피부의 소릉과 소구가 스크럽으로 깎이면 처음에는 매끈한 듯 보인다. 그러나 곧 소릉과 소구가 재생되면서 점점 더 거칠어지고 건조해진다. 각질이 생기거나 피부가 거칠어지거나 화장이 잘 받지 않는다면 스크럽보다는 수분관리로 피부를 촉촉하게 만들어주는 것이 좋다.

세 번째는 최근 유행하는 **1일 1팩**이다. 이는 피부를 망치는 일이다. 피부를 보호하는 각질이 지나치게 부풀어 쉽게 제거되기 때문에 피부에 자극을 주고 문제가 된다. 차라리 세안 후 물기를 닦아내지 말고 랩으로 마스크를 하고 숙면하라. 랩마스크에 대해서는 7장

소릉　피부 표면의 올라온 곳

소구　피부 표면의 오목한 곳

에서 자세히 설명하겠다.

네 번째는 **마사지**다. 얼굴을 자주 만지거나 마사지하는 것이 피부 건강에 좋다며 하루에도 몇 번씩 벅벅 문지르거나 두들기는 사람이 있는데 이 또한 피부를 망치는 습관이다. 종일 일하는 피부도 피곤하다. 재생시간 동안만큼은 푹 쉴 수 있게 해줘라. 세안할 때와 화장할 때를 제외하고는 되도록 얼굴에 손을 대지 말자.

마지막은 피부 타입을 모른 채 받는 관리들이다. 일반 사람들은 스스로의 피부에 대해 잘 모른다. 그 상태에서 누군가 좋다고 하는 방법을 따라하면 피부는 더욱 예민해진다. 한 번 잘못된 피부는 완벽하게 재생되지 않는다는 것을 잊지 마라.

물리적 자극으로 인해 표피가 얇아지면 피부가 쉽게 건조해지고 탄력이 떨어진다. 또한 노화가 빨리 오고 외부 자극으로부터 보호되지 못하며 수분이 부족해 하얗게 각질이 일어나고 피부 결이 거칠어 보인다. 피부는 수분과 윤기가 적당해야 좋아진다.

그러나 표피에 자극을 주어 깎아내는 것은 절대 좋은 피부를 만드는 것이 아니다. 오히려 예민한 피부로 가는 지름길이라는 것을 알아야 한다. 피부가 예민해졌다고 느낄 때는 연약한 아기 피부를 다루듯 살살 다루자. 당분간 마사지도 하지 말고 비누 대신 미지근한 물을 끼얹듯이 세수하라.

어떠한 자극도 주지 않는 것이 피부를 보호하는 유일한 길이다. 혹시 앞의 잘못된 방법을 사용하여 피부를 혹사하고 있다면 하루빨리 습관을 바꾸자.

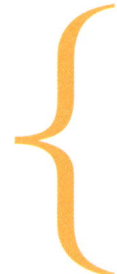

04
성형보다 더 예뻐지는 블랙헤드 제거

시대별 미인변천사에 관한 기사를 본 적이 있다. 1970년대는 피부가 좋은 사람, 80년대는 날씬한 사람, 90년대 중반은 성형한 사람, 21세기에는 인위적인 느낌이 나는 사람을 미인이라고 생각한다고 한다.

하지만 어느 시대의 그 누구든 기본적으로 좋은 피부를 원한다고 생각한다. 아무리 조화로운 이목구비의 소유자라 해도 블랙헤드가 얼굴 중앙에 딸기처럼 박혀있고 피부 트러블이 심하다면 결코 예뻐 보이지 않을 것이다.

많은 사람이 아름다워지거나 자신감을 갖기 위해 성형 수술을 받지만, 외모만 바뀔 뿐 깨끗한 피부는 가질 수 없다. 피부는 짧은 시간에 변하는 것이 아니기에 사람들은 좋은 피부를 더욱 갈망한다.

블랙헤드만 제거해도 성형한 것보다 더 예뻐진다는 제목을 보고 '작가가 너무 앞서갔다'라는 생각이 들 수도 있다. 그럼 이렇게 질문해보자. 예쁜 사람은 블랙헤드가 없을까? 성형 수술을 한 사람은 블랙헤드가 없을까? 자신 있게 대답하지 못할 것이다.

성형 수술로 자신감은 되찾았지만 변화된 피부로 더욱 고민에 빠지는 사람들이 있다. 인터넷에는 코 수술 후 블랙헤드가 늘어났다는 질문이 자주 올라온다. 코가 연예인처럼 오뚝해지고 예뻐져도 모공 속 블랙헤드 때문에 보기 싫다고 한다. 코만 성형하면 완벽해질 것이라고 생각했는데 생각지도 못했던 피부 문제가 생겨버린 것이다.

실제로 샵에 방문하는 고객 중 60%는 성형 수술을 한 고객이다. 그들은 하나같이 코 수술 후 피지 분비가 급상승하더니 블랙헤드가 점점 많아지고 심각해졌다고 하소연한다. 혹여 강한 압력으로 수술한 코가 변형되거나 문제가 생기지 않을까 두려워하면서도 블랙헤드 관리는 받고 싶어 한다. 아름다움의 조건에는 외모뿐만이 아니라 피부도 포함되기 때문이다.

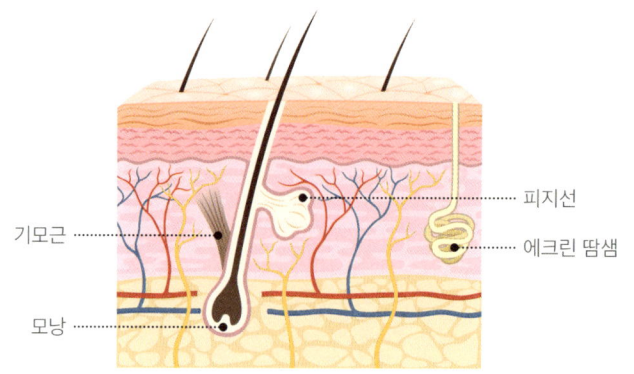

피부 단면의 구조

코 수술 후 피지 분비량과 블랙헤드가 왜 늘어났는지 모르겠다는 사람들이 있다. 코는 다른 피부보다 피지선의 분포가 4~8배 많은 곳이다. 피지는 모공에 있는 기모근*의 수축이나 표피의 압박으로 피지 세포가 붕괴되어 피지선을 타고 분비된다.

그런데 보형물을 넣으면 피부가 늘어나고 표피도 압박을 받으니 모공의 열리는 힘은 강해지고 닫히는 힘은 약해져 피지의 분비가 늘어난다. 수술 후 일시적인 현상이라지만 몇 년이 지나도 피지 분비량이 줄지 않고 블랙헤드는 많아져 모공이 넓어지는 경우도 많다. 또한 얼굴에서 볼록하게 솟아있어 자외선을 강하게 받고, 혈관이 집중되어 있어 다른 곳에 비해 열이 올라 수분이 많이 증발된다.

* 기모근 털의 뿌리에 붙은 근육

코 수술 후 강한 압은 금물이기에 코팩을 추천하지만 자주 사용하지는 않기를 바란다. 무엇보다 중요한 것은 블랙헤드를 제거한 뒤의 수분관리다. 수분이 충분해야 피지도 모공도 줄어든다. 만약 박힌 피지나 굳은 피지로 변할 경우 전문가에게 관리받길 바란다.

코 성형 수술 후 블랙헤드 관리

① 따뜻한 물에 피부를 오래 불리고 모공 브러쉬를 이용해 꼼꼼하게 세안한다. 코 수술 후 세안이 어렵다면 ②번부터 실천한다.
② 코 수술 후 강한 압력은 금물이다. 호호바 오일을 사용하여 모공 속 블랙헤드가 빠져나올 수 있도록 마사지한다.
③ 따뜻한 습포로 잔여 오일이 없도록 닦는다.
④ 블랙헤드를 뿌리까지 제거하기 위해 코팩을 이용한다.
⑤ 남아있는 블랙헤드는 면봉이나 코메도를 이용하여 제거한다.
⑥ 찬물에 다시 한 번 헹구고 물기가 있는 상태에서 피지 분비가 많다면 라이스 페이퍼를, 건조하다면 설탕물을 촉촉이 적신 화장솜을 코에 붙인 뒤 랩마스크로 수분 증발을 막아준다. 랩마스크가 아침까지 붙어있으면 더 좋은 효과를 볼 수 있다.

제 2 장

블랙헤드 만질까 말까

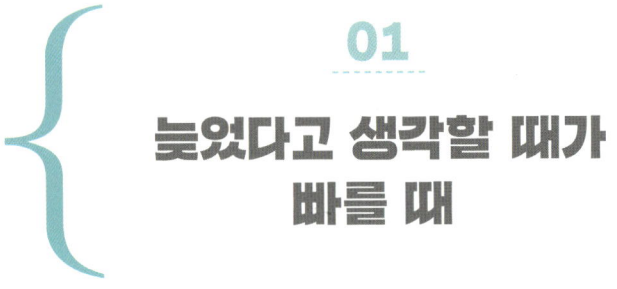

01
늦었다고 생각할 때가 빠를 때

거울을 볼 때마다 선명하게 보이는 모공과 화장으로도 가려지지 않는 검은깨 같은 블랙헤드 때문에 고민이라는 사람. 그러한 스트레스를 극복하지 못하고 사람과 만나는 것이 두렵고, 연애는커녕 취업 준비를 할 때에도 자신감을 가지지 못하는 사람. 점점 자존감을 잃고 스스로를 사랑하지 못할 뿐 아니라 죽고 싶다는 생각까지 한다는 사람이 있다고 하면 고작 블랙헤드 때문에 그러느냐고 할지도 모르겠다.

하지만 인체 중에서 가장 큰 콤플렉스 집합체는 얼굴과 피부이다. 기미로 고민하던 때의 나도 누군가 기미의 '기'자만 꺼내도 사라지고 싶다는 생각을 했으니 말이다.

  블랙헤드와 모공 때문에 나를 찾아온 대학생이 있었다. 큰 키에 늘씬한 몸매를 소유했던 그 학생은 누가 보아도 매력적인 아가씨였다. 그런 그녀가 마스크를 벗는 순간 '아 많이 힘들었겠구나'라는 생각이 들었다. 깨끗하고 티끌 하나 없는 얼굴 중 유독 코에만 짙은 블랙헤드와 여러 시술로 인한 흉터가 자리하고 있었기 때문이다.
  얼굴의 중심인 코에 콤플렉스를 갖고 있어, 효과가 좋다는 시술을 수없이 검색하고 리뷰가 많은 곳, 누구의 소개 등으로 이곳저곳을 찾아 방문했다고 한다. 하지만 오랜 시간 시술을 받아도 생각만큼의 효과는 볼 수 없었다. 오히려 상태가 점점 나빠져 다른 방법을 찾게 되었고, 이곳이 마지막이라는 생각으로 우리 샵을 방문했다.
  수많은 고객을 응대한 내가 특별히 그녀를 기억하는 이유는 자존감의 변화 때문이다. 그녀는 첫 번째 방문 때는 "효과가 있을까요?", 두 번째 방문 때는 "정말 좋아질 수 있을까요?", 세 번째 방문 때는 눈물을 흘리며 이번에도 효과가 나타나지 않으면 죽고 싶을 것 같다고 말했다.
  이미 몇 번의 실패를 거듭한 그녀의 자존감은 이미 되돌릴 수 없을 정도로 심각한 상태였다. 때문에 그녀가 믿을 수 있는 건 오로지 나였다. 여러 번의 실패로 그 어떤 방법으로도 절대 좋아질 수 없을 것이라는 불신마저 갖게 된 그녀에게 단순히 나를 믿고 따라오라는 상담을 할 수 없었다.

그래서 모공의 생김과 원리에 의한 비우기부터 어떤 과정으로 모공 수축이 이루어지는지 그림까지 그려가며 설명했다. 지금까지 했던 관리가 왜 효과가 없었는지를 설명해주니 그녀는 고개를 끄덕이며 관리를 받아보겠다고 했다.

예약 시간에 맞춰 성실하게 찾아온 그녀를 위해 나는 관리 때마다 코스의 원리와 과정을 설명해주었고, 때론 농담도 주고받으며 그녀는 점점 웃음을 되찾았다.

또 다른 고객은 남성분이었다. 처음 샵을 방문했을 때 나는 그의 코를 보고 뜨악했다. 달 분화구처럼 넓디넓은 모공과 커다란 블랙헤드, 노란 염증 그리고 피지량이 어마어마했기 때문이다. 평소에도 코의 모공이 콤플렉스였기 때문에 모공만 좋아질 수 있다면 고통과 시간, 돈 모두 감수할 수 있다는 각오로 여러 곳을 다니며 많은 시술을 받았다고 했다.

하지만 나날이 절망감만 늘었고 돌이킬 수 없이 망가진 코 피부만큼이나 자존감과 마음이 산산조각 났다. 그래도 혹시 방법이 있지 않을까 하는 마음으로 블랙헤드 제거를 검색했고, 블랙헤드 제거 전문이라는 반신반의 글을 읽고 예약을 했단다. 방문했을 때 주춤했지만 고민하는 사이 카리스마 넘치는 나의 '들어오세요'라는 말에 생각할 겨를 없이 블랙헤드를 비우게 되었다.

얼굴 중앙에 있는 코는 눈에 확연히 띄는 부위이다. 때문에 코의 모공이 넓고 블랙헤드가 가득하면 피부가 나빠 보여 고민이 될 수 있다. 하지만 빠른 효과를 바라기보다는 코 피부에 대한 바른 지식을 바탕으로 관리하길 바란다.

  모공과 블랙헤드는 눈에 보이는 코의 겉 피부만 관리해서는 결코 좋아질 수 없다. 둘 다 피부 속에 있는 것인데 어찌 겉 관리만 하고 비우지는 않는단 말인가. 결정적으로, 매주 황금 같은 시간을 내어 관리를 받으러 가더라도 아니라고 생각하면 과감히 다른 곳을 찾길 바란다. '좋아지겠지'라는 마음으로 코 피부를 악화시키지 않았으면 한다.

  방문하는 고객의 50%는 아직도 돈과 시간을 낭비하고 온다. 그저 빨리 모공이 줄어들기를 바라고 블랙헤드를 없애고 싶은 마음에 본인의 피부 타입이나 모공 상태를 궁금해하지 않는다는 것이 안타깝다.

  누구나 받으면 좋아지는 관리는 없다. 심지어 피부 타입에 따라 관리해도 재생이 안 될 수 있고 오히려 더 나빠지는 부작용이 생길 수 있다. 나의 피부는 얼마나 얇은지, 수분이 부족하지는 않은지, 모공의 깊이는 어느 정도인지, 피지량이 과하지 않은지 등의 이해가 필요하다. 고객이 잘못 알고 있다면 오랜 시간이 걸리더라도 바른 지식을 주어야 한다는 것이 나의 철학이자 방식이다.

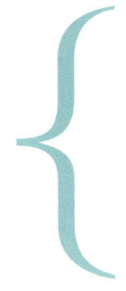
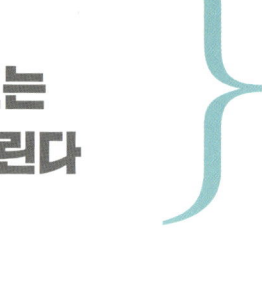

02
잘못된 정보는 피부를 망가트린다

여러 포털 사이트에 '블랙헤드'란 단어만 검색해도 '블랙헤드 제거 방법 좀 알려주세요, 블랙헤드 때문에 스트레스 받아요' 등의 질문이 매일 적게는 5개, 많게는 10개 정도씩 올라온다. 저렴하게 관리할 수 있는 방법을 알려달라거나 시술을 받았는데 오히려 모공이 더 넓어지고 블랙헤드는 그대로더라, 효과 좋은 제품 알려달라 등 각양각색의 질문이지만 그에 달리는 답변은 거의 똑같다.

그뿐이랴, 효과가 바로 나타난다는 화장품 홍보, 블랙헤드 제거엔 레이저 시술뿐이라고 어필하는 병원 등에 대한 내용은 질문보다 더 많이 올라온다.

블랙헤드와 모공으로 고민하는 사람들을 만나면서, 여러 잘못된 정보가 코 피부에 평생 상처를 남긴다는 사실을 알게 됐다. 유행이 돌고 도는 것처럼 블랙헤드 관리법도 90년대부터 지금까지 효과는 없지만 아마 한번쯤은 다 경험한 방법으로 돌고 돈다.

비싼 시술을 받지 못하는 사람들은 홈케어 방법을 주로 질문한다. 그중 가장 흔한 질문은 '블랙헤드 짜면 안 되나요?'이다. 그러면 '짜면 안돼요. 흉터 남아요'라는 답변이 토씨 하나 안 틀리고 달린다.

그런데 모순되게도 호랑이 담배피던 시절 모나미 볼펜으로 눌러 짜던 것 마냥 숟가락형 블랙헤드 제거기가 나왔다. 이후 고리형, 집게형으로 발전되어 판매됐다. 얼마 전엔 새로 출시된 피지흡입기 홍보글도 봤다.

참고로 나는 5년 전에 피지흡입기를 구입해 고객들께 시연했었다. 그리고 '원장님 이건 피지가 그대로인 것 같아요'라는 기계보단 수기가 낫다는 말을 듣고 과감히 기계를 반품했다.

코팩은 또 어떠한가. 속이 뻥 뚫리는 경험을 했다는 게시글에 너도 나도 어느 제품이 좋다는 등 꾸준히 사용해보지도 않고 '추천하오'를 외친다. 간혹 몇 번의 기적을 보았지만 점점 사용할수록 블랙헤드는 안 빠지고 피부만 뜯겨 예민해졌다는 등의 부작용을 경험한 이들의 이야기가 나오자 사용하지 않는 것을 권장한다는 댓글도 달린다. 하지만 그럼에도 코팩의 종류는 더 많아졌다.

한때는 엑스폴리에이팅 성분이 들어간 스크럽이 유행했다. 도포 후 문지르면 피부 소릉과 소구가 일자형으로 밀려 표면이 매끈해지며 블랙헤드가 일시적으로 옅어져 많은 사람이 선호했다. 이를 원리적으로 따지자면 이태리타월로 때를 미는 방법과 유사하다. 그래서 스크럽을 자주 사용하면 피부가 얇아져 모세혈관이 드러나거나 피부가 예민해져 따끔거리는 부작용 때문에 현재는 사용이 급격히 줄어들었다.

이제는 녹이는 오일이 유행이다. 바르고 문지르면 하얀 피지가 나오는 것과 바르고 불리면 피지가 올라와 면봉으로 블랙헤드를 걷어내는 제품이 있다. 보통 처음에는 모공 위로 올라오는 블랙헤드를 보고 신기해하며 사용한다. 하지만 다음날 다시 가득 채워져 있는 블랙헤드를 보고 절망하며 녹이는 방법도 진리는 아니라는 것을 깨닫고 또 다른 방법을 찾는다.

한편, 경제력이 있는 사람들은 병원을 검색한다. 병원의 홍보력과 의사 약력만 봐도 믿음이 생기고, 까짓것 주사 한 번 맞으면 꿀, 우유, 물광 피부가 된다고 하니 그 유혹에 넘어가지 않을 사람은 없을 것이다. 그런데 물광 주사를 맞고 광나는 피부는 하루만 느껴봤다거나, 우유 주사를 맞아도 백설공주가 되기는커녕 효과를 본 사람이 있냐는 리뷰들이 많다. 오히려 피부가 예민해지고 모공은 넓어져 블랙헤드는 그대로더라는 후기도 있다.

우리 샵을 방문하는 고객 중 80%는 스스로 관리해도 블랙헤드와 모공 고민을 해결하지 못한 사람들이다. 심지어 정당한 돈과 시간을 투자하며 전문가의 손길을 받았건만 남은 건 예민한 피부와 없어지지 않은 블랙헤드, 넓은 모공이다.

이들의 공통점은 관리하기 전보다 상태가 더 악화되었다는 것이다. 즉, 너무 많은 정보를 접하여 피부를 과하게 괴롭힌 증거다. 피부 타입을 정확히 파악하지 않고 어떤 방법이 내게 맞는 것인지도 모르면서 독을 약으로 알고 취했다고 보면 된다.

상태가 악화된 것도 문제이지만, 진짜 문제는 다시 좋은 피부로 되돌리기 위해서는 많은 시간과 노력이 몇 배는 더 필요하다는 것이다. 아무것도 하지 않고 스스로 손댄 적 없는 고객들보다 효과가 나타나는 시기가 늦으며, 좋아지는 기간도 오래 걸린다.

그래서 나는 차라리 아무것도 하지 말고 오라고 당부한다. 하지만 아직까지도 할 것, 안할 것, 하지 말란 것을 다 하고 오니 안타까움을 숨길 수 없다.

블랙헤드와 모공이 좋아지려면 인터넷에 올라오는 겉 관리로는 효과를 볼 수 없다. 모공은 피부 속에 있는 것이다. 코팩이든 녹이는 오일이든 스크럽이든 레이저 시술이든, 피부 표면을 밀어내거나 깎거나 녹이는 등의 잘못된 방법은 관리 전보다 훨씬 더 많은 상처를 남긴다는 것을 알아야 한다.

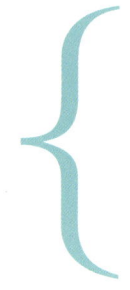 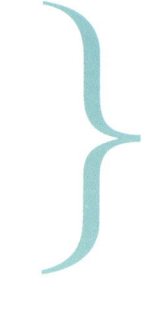

03
피부에 양보하지 마세요

 '먹지 마세요. 피부에 양보하세요!' 이 광고 하나로 유명해진 화장품이 있다. 스킨부터 로션, 아이크림, 에센스, 수분 크림, 선크림 등 10여개에 달하는 화장품을 피부에 양보하면 누가 봐도 인정할 만큼 피부미인으로 거듭날 줄 알았다. 하지만 현실은 달인지 화성인지 구분이 되지 않을 정도로 넓어진 모공 때문에 이번 생의 내 피부는 망했다는 생각뿐이다. 차라리 피부에 양보하지 말고 그 돈으로 맛있는 거나 사먹을 걸이라는 후회마저 든다.
 아름다움에 대한 여성들의 끊임없는 욕망은 화장품 구매 욕구를 자극했다. 인생템이니, 꿀템이니, 신세계템이니 드라마틱한 효과가

있을 것 같은 기대감에 신상이 나오면 '어머, 이건 꼭 사야해'라며 지름신이 강림하곤 했다. 그리고 내 손 가득 들어온 화장품을 보며 뿌듯해했다.

하지만 화장품은 의약품이 아니다. 그래서 드라마틱한 효과를 기대하지만 그것이 매번 착각임을 뼈저리게 느낀다. 화장품 설명서에도 의약품이 아니라는 점을 고지하고 있건만, 어떤 피부든 좋게 만들어줄 것 같은 믿음은 이미 화장품을 장바구니에 넣고 있다. 또한 의약외품으로 약국에서 파는 제품도 있다 보니 사람들은 화장품에 더 큰 신뢰를 주고 뼈저리게 후회한다.

많은 화장품 회사들은 과장 광고를 한다. 자신들의 제품을 바르면 '모공 축소', '블랙헤드 제거', '노화 방지', '피부 개선' 등의 효과가 있다고 말하며 믿음을 만든다. 하지만 결과는 그렇게 극적이지 않다.

오히려 건조한 피부는 사하라 사막처럼 더욱 건조해지고, 성인 여드름이라고 불리는 오돌토돌한 피부 트러블이 올라온다. 그동안은 보이지 않던 모공이 하나 둘 코를 지나 볼까지 점령하고, 블랙헤드는 화장으로도 가려지지 않는 지경까지 이른다.

블랙헤드를 제거한다는 제품들 역시 대부분 효과가 없으며 지나치게 자극적이기 때문에 오히려 피부 상황을 악화시킨다. 토너나 블랙헤드, 각질 제거 제품은 보통 알코올이나 피부에 좋지 않은 멘톨, 페퍼민트, 레몬 혹은 유칼립투스 같은 성분들이 흔히 들어 있다.

이러한 성분들은 피부를 건조하게 만들고 자극을 주어 모공의 유분 생성을 촉진하며 이로 인한 블랙헤드는 더욱 악화된다.

블랙헤드 제거에 AHA 나 BHA** 성분을 선호하는데, 한국인의 표피는 서양인에 비해 얇으므로 각질 제거 성분에 맞지 않다. 더구나 한국에서의 BHA 성분 허용 사용량은 효과를 보기엔 적은 양이다.

블랙헤드를 제거한다는 제품들은 사실 피부에 자극을 주고, 성분 배합이 올바르지 않으며 블랙헤드는 제대로 제거되지 않고 피부 표피만 예민해진다. 따라서 황인종은 AHA나 BHA 성분의 화장품 사용을 지양하는 것이 좋다.

블랙헤드를 줄이고자 한다면 화장품 다이어트가 필요하다. 우리 샵을 찾는 고객들에게 사용하는 화장품에 대해 물어보면 대충 들어도 5개다. 자신의 피부 타입을 제대로 알지도 못하지만 T존 U존의 구분 없이 그냥 좋다거나 비싼 것을 사용한다고 한다. 그래서 화장품을 쓰고 난 뒤 피부 좋아졌냐고 물어보면 큰 변화는 없다고 한다. 20대 고객 역시 주름과 노화를 걱정하며 화장품을 사용하고 있었다.

....

* AHA   Alpha Hydroxy Acid, 수용성 성분. 피부 표면에서 각질을 제거한다. 글라이콜릭애씨드, 락틱애씨드, 구연산, 사과산 등이 해당된다.

** BHA   Betaine Salicylic Acid, 지용성 성분. 모공 속까지 작용하여 블랙헤드, 화이트헤드 등의 제거가 가능하다. 살리실릭애씨드(살리실산)가 해당된다.

그래서 매번 화장품 사용을 줄이라고, 화장품을 전혀 사용하지 않아도 큰 문제없을 거라고 이야기를 하며 그래야 얼굴의 기름과 블랙헤드가 줄어들 거라고 한다.

처음엔 아무도 믿지 않는다. 그러다 결국 화장품을 사용하지 않고 나서 피부가 좋아지거나 트러블도 덜 생기고 결이 매끄러워지는 경험을 하면 '아하, 이래서 원장님이 화장품 사용하지 말라 하셨군요' 라고 한다.

지금은 피부에 화장품을 양보할 때가 아니라 있는 화장품도 뺏어야 할 때다. 다이어트를 하겠다고 굶고 약도 먹으며 날씬해지고자 애를 쓰는데 정작 미워진 피부를 위한 다이어트는 하지 않는다. 무분별한 음식 섭취로 살이 찐 것처럼 과도한 화장품 사용으로 모공과 블랙헤드가 살찌고 있다는 것을 잊지 말아야 한다.

기적의 화장품은 세상 어디에도 없다. 화장품은 단지 피부 미용을 돕는 보조적인 역할을 할 뿐이다. 아름다운 피부를 갖기 위해서는 좋은 물, 깨끗한 환경, 양질의 음식, 스트레스 관리, 세안, 수분관리 등의 밸런스를 맞추어야 한다. 소중한 피부를 위한다면 화장품에 더 이상 양보하지 말자.

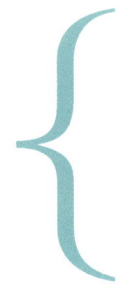 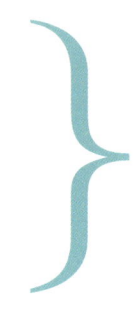

04
피부 트러블을 즐겨라

　난데없이 올라오는 오돌토돌한 작은 돌기, 따가움 등 예민한 피부를 가라앉히는 방법에 열정 따위 태우지 마라. 잘못 건드리면 땡땡하게 붓거나, 생기지 않아도 됐을 이두박근같이 단단한 덩어리가 생기는 등의 부작용만 커질뿐이다.

　트러블이 났다가 별 탈 없이 금방 없어지면 문제가 되지 않는다. 그러나 대부분은 트러블을 잘못 건드려 색소침착이 되고 흉터가 생기거나 적잖은 후유증을 남기기 때문에 문제가 된다. '피부 부작용 정도야 며칠 있으면 저절로 없어질 거야'라고 가볍게 넘기면 좋으련만 외모에 신경을 쓰는 사람은 점차 남들 앞에 나서는 것을 두려위하고 소극적인 성격으로까지 변한다. 스트레스를 받아 우울증을 겪는 사람도 있다.

  이처럼, 트러블을 관리하는 방법에 따라 자국을 남기지 않고 감쪽같이 없앨지 아니면 보기 흉할 정도의 피부 고민으로 남느냐가 결정된다.

'긁어 부스럼 만든다'라는 말이 있다. 멀쩡한 피부도 수많은 자극을 받으면 상처가 생기고 아프다고 티를 낸다. 때문에 가벼운 증상의 트러블은 아예 손을 대지 않는 것이 가장 좋다.

  그런데도 대부분의 사람은 뾰루지 하나라도 생기면 습관적으로 손톱으로 긁어내고, 누르고, 짜서 상처를 더 깊이 만들어버린다.

  거울을 자주 보는 사람, 성격이 내성적이거나 소극적인 사람들과는 반대로 대범하거나 외향적인 성격을 가진 사람들은 흉터나 자국 등의 부작용이 덜하다.

  전자는 남을 지나치게 의식해 트러블을 빨리 사라지게 하고픈 마음에 무리하게 여러 방법을 실행한다. 하지만 이 같은 행동이 오히려 상태를 악화시킨다.

  반면 대범한 사람은 트러블에 신경을 덜 쓰는 편이므로 거울을 자주 보는 일도 없고 손을 대거나 다양한 방법을 시도하지 않아 비교적 가볍게 없어진다. 이처럼 트러블이나 피부 부작용에 너무 민감하게 대처하지 않고 대범하게 며칠 지내면 조금씩 가라앉는 것을 알 수 있다.

요즘엔 피부에 맞지 않는 성분으로 인해 얼굴 전체가 붉게 올라오며 가려움증을 동반하는 접촉성 피부염이나 알레르기성 피부염 같은 부작용이 생기기도 한다. 이때는 아무리 민감성 피부용 화장품이라고 해도 피부에는 자극이 되므로 어떠한 것도 바르지 않는 것이 좋다.

피부를 빨리 진정시키고 좋게 하겠다고 팩을 하는 경우도 있다. 그러나 피부가 예민해지면 외부 물질을 막는 힘이 약해지므로 진정팩이라도 하지 않아야 한다.

선천적으로 민감한 피부라면 평소에도 자극을 주는 관리나 화장품 사용을 금지하고 스스로 자초한 민감성 피부라면 원인을 찾아 바꾸길 바란다.

열이 오르는 체질의 사람은 붉은 종기가 나왔다 들어갔다를 반복하는 트러블이 계속되므로 이를 악화시키는 요인을 최소화하고, 증상이 더 심해지지 않도록 올바르게 관리하는 꾸준함이 필요하다.

똑같이 트러블이 났어도 어떤 사람은 심해지지 않고 흉터도 남지 않는다. 반면 어떤 사람은 몇 년 동안 관리를 받아도 좋아지기는커녕 점점 더 심해진다.

트러블과 부작용은 두려워하거나 하루 빨리 없애겠다는 욕심을 버려야한다. 다음의 수칙을 참고하고 규칙적인 생활, 편안한 마음을 가지는 것이 트러블을 없애는 가장 빠른 방법임을 유념하길 바란다.

트러블이 생겼을 때 주의점

① 세수하거나 화장할 때 외에는 얼굴에 손대지 마라
깨끗하지 않은 손은 트러블을 자극하며, 마찰로 인한 열 때문에 붉은 증상이 가라앉지 않는다. 마찰을 줄이자.

② 저녁에는 특별히 세안을 신경 쓰자
완벽한 노폐물 제거야말로 피부미용의 기본이다. 화장 잔여물이나 미세먼지, 피지가 남아 트러블의 원인이 되지 않게 세안하자.

③ 매일 머리를 감고, 헤어 제품을 사용하지 말자
피부뿐 아니라 머리카락에도 기름이 많으므로 매일 머리를 감고, 헤어 제품에 의해 피부가 자극될 수 있으므로 사용하지 마라.

④ 머리카락은 묶거나 자르는 것이 좋다
트러블에는 마찰을 주지 않는 것이 좋다. 머리카락은 얼굴에 닿아 접촉성 피부염이나 트러블을 유발한다.

⑤ 트러블을 가리겠다고 화장하지 마라
갑자기 생긴 트러블은 원인이 해결되면 저절로 가라앉는다. 나쁜 성분이 빠지기도 전에 다른 화장품을 도포해 성분이 나올 수 없게 만들면 피부 부작용은 더욱 심각해진다.

⑥ 함부로 짜지 마라
공연히 긁어 부스럼을 만들지 않는 것이 좋다.

❼ 베갯잇과 이불의 청결을 유지하자

적어도 주 1회마다 갈아주거나 세탁하자.

❽ 수분관리를 철저히 하라

피부가 촉촉할수록 트러블과 부작용이 줄어든다. 랩마스크와 가습기를 사용해 수분을 뺏기지 마라.

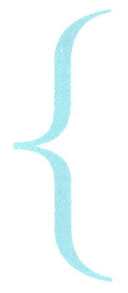 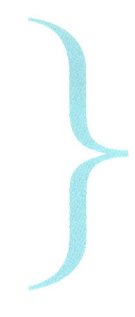

05
내 인생의 주인은 나

　아침 일찍 눈 비비고 일어나 기지개를 활짝 펴고 콧노래를 부르며 거울 앞에 서서 '오늘도 좋은 하루, 꽃길만 걷자'라며 만면에 웃음 띤 예쁜 얼굴을 상상한다. 하지만 현실은 내 눈에만 유난히 확대되어 보이는 거뭇거뭇한 코, 큼지막한 뾰루지, 잡티와 기미로 얼룩덜룩한 피부, 턱 밑까지 내려온 다크서클이다.
　〈나 홀로 집에〉의 케빈처럼 뜨악한 표정을 하고 슬픈 현실로 돌아오면 자존감에 5cm 균열이 생겨있다. 나를 사랑하고 싶지만, 갈라진 자존감은 좀처럼 원상 복구되지 않는다. 점점 작아지는 나로 인해 만남도 사람도 다 귀찮고 세상에서 사라지고만 싶어 진다.

하지만 피부에 생긴 기미가 나를 표현하는 모든 것은 아니다. 물론 앞에서 말했다시피 나도 예전에는 기미가 나를 대표하는 가장 큰 무언가로 느껴졌다. 만나는 사람마다 내 얼굴의 기미만 보는 것 같고, 괜히 '기'자가 들어가는 단어만 보아도 움찔움찔했었다. 혹여 내 피부로 '피부 좀 관리한다는 전문가 피부가 왜 저래?'라며 수군거릴까 눈치를 보는 시기가 있었다.

나는 강의도 잘하고 패션도 남다르고 아나운서처럼 말도 조리 있게 하고 술은 못 마셔도 분위기에 따라 가무도 즐기는 등의 장점이 많은데 왜 기미 하나에 목숨걸고 나를 사랑하지 못했을까? 지금 생각해보면 정말 웃음이 난다.

그렇게 기미 하나에 천국과 지옥을 오가던 내가 그 집착을 버린 시기는 블랙헤드를 연구하고 전문가가 되고자 마음먹었던 때이다. 기미가 아닌 다른 즐거움에 집중하니 내 자존감에 균열을 만들던 기미는 아주 사소한 단점으로 전환되었다. 물론 아직도 남아있는 기미 때문에 자신 있게 민낯으로 다니지는 못하지만 예전에 비해 크게 반응하지는 않는다.

나는 블랙헤드와 넓은 모공이 이 글을 읽는 독자 개개인의 장점보다 크지 않다고 생각한다. 지금 당장은 블랙헤드 때문에 연애도 취업도 못할 것 같고 사람을 만나는 것조차 두려울 수 있다. 하지만 적은 금액으로도 성공할 수 있는 올바른 블랙헤드 관리법을 알고 나면 다이어트보다 쉽다고 느낄 것이다.

사랑하는 내 인생의 진정한 주인이 되고자 마음먹었다면 블랙헤드보다 스트레스를 먼저 없애자. 물론 요즘 시대에 스트레스 없이 생활하는 것은 거의 불가능하다는 것을 안다. 그렇다면 스트레스를 줄이는 방법이라도 익혀두자.

취미생활도 좋고 운동도 좋고 무언가 열중할 수 있는 것부터 찾자. 연애도 권장한다. 누군가와 사귀게 되면 남녀를 가리지 않고 상대에게 예쁘게 보이기 위한 행동을 한다. 그러니 예뻐지고 난 뒤 사랑하려 하지 말고 사랑부터 하자. 사랑에 빠진 사람은 예뻐진다는 말도 있지 않은가.

스트레스 해소에 가장 중요한 것은 생활 습관이다. 특히, 일찍 자고 일찍 일어나는 수면 습관이 좋다. '미인은 잠꾸러기다'라는 말이 그냥 나온 말이 아니다. 오랜 시간 자는 것보다 짧게 자더라도 깊이 잠드는 수면의 질이 중요하다.

얕은 잠을 자고 일어나면 오히려 피곤한 느낌이 들어 일상생활이 힘들다. 숙면을 하고난 후 피부에 윤기가 나거나 개운한 기분이 드는 경험을 해보지 않았는가. 일찍 일어나서 먹이를 빨리 구하라는 것이 아니다. 일찍 일어나 벌레 따위를 잡는 것은 직장 상사가 하게 두고, 잘 자고 잘 먹고 잘 싸서 건강하고 멋진 삶을 영위하라는 말이다.

나를 사랑하기 위한 방법 중 좋은 방법을 소개한다. 내가 슬퍼지려 하거나 기분 좋지 않은 일이 있을 때 애용하는 방법인데 꽤 효과가 좋다. 배꼽 빠질 만큼의 개그 영상을 찾아보는 것이다. 웃음이야말로 나를 사랑스럽게 만드는 방법 중 최고다. '웃는 얼굴에 침 못 뱉는다'라는 말처럼 미소를 가진 사람은 사랑받는다.

자주 웃는 사람은 눈도 초승달처럼 휘어지고 눈 밑 애교살이 두툼해지며 광대뼈가 올라가 생기 있어 보인다. 입 꼬리가 올라간 입술은 보는 사람도 같이 미소 짓게 만든다. 웃음이 많은 사람치고 미움 받는 사람은 없다. 미소 가득한 얼굴을 보면 예쁘다는 생각이 절로 들지 않는가. 웃는 습관을 들이자. 한참 웃다 보면 코의 블랙헤드는 금방 잊히고 예뻐진 스스로의 모습에 놀랄 것이다.

그렇게 인생의 주인공이 되어 가고 있다면 가끔은 나에게 선물을 주자. 잘 자고 일찍 일어나는 습관을 들이면 성공에 대한 보상을, 매일 웃음으로 하루를 열고 마무리 하면 잘했다고 칭찬해주자. 꼭 다른 사람이 아니어도 스스로에게 보상하는 것은 나를 사랑하는 방법 중 격려하는 방법이다.

백화점에 가서 비싼 명품으로 보상하라는 것이 아니다. 소소한 작은 것에 행복을 느끼는 습관을 들이는 것이 중요하다. 장미꽃 하나도 좋고 수제로 만들었다는 길거리 머리핀도 좋고 반짝반짝 화려한 네일 아트도 좋다. 나의 마음에 햇살처럼 눈부신 행복을 느끼게 하는 소확행을 많이 선물하자.

　나를 사랑할 수 있는 방법은 너무도 많다. 나처럼 인생의 몇 년을 장점보다 단점에 집중하지 마라. 세상의 모든 짐을 안고 살지 마라. 짧은 인생, 태어난 것은 내가 먼저일지 모르지만 저승 가는 순번은 알 수 없다고 하지 않은가.

　일상이 바뀌면 삶이 바뀐다고, 변화의 시작은 일상으로부터 시작된다. 스트레스를 없애고 나를 사랑하기 위해 사랑도 하고 많이 웃고 좋아하는 것도 사고 가고 싶은 곳도 가면서 인생을 즐겨보라. 자신만의 비결과 행동력을 갖춘 사람은 힘든 사회에서도 강하게 살아갈 수 있게 된다.

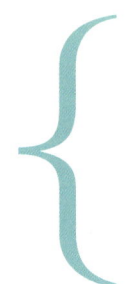

06
자녀의 블랙헤드를 놔두자

　피부에 문제가 많은 사람의 특징 중 하나는 피부에 많은 관심을 갖고 있다는 점이다. 어릴 때부터 피부가 좋지 않아 관심을 갖게 된 경우도 있지만, 나름대로 얻은 지식으로 잘못 관리해 오히려 흉터와 색소 침착 등 피부를 병들게 하는 경우도 적지 않다. 블랙헤드 또한 마찬가지다.

　요즘은 초등학생 자녀의 블랙헤드 고민으로 찾아오는 경우가 종종 있다. 그런데 자녀가 블랙헤드로 놀림을 받는 것이 고민이 되어 찾아오는 경우는 드물다. 대다수는 엄마가 자신의 코 피부로 인해 스트레스를 받은 경험이 있어서, 자식만큼은 같은 고민을 하지 않도록 어린 시절부터 관리를 받게 하는 경우이다.

　엄마들은 방문 전에 코팩, 피지를 녹인다는 오일, 비누를 사다주고 심지어 직접 짜주기까지 하는 등 본인이 아는 지식을 총동원한다. 그래서 보통 같이 온 아이들의 얼굴에는 하기 싫은 표정과 아픔에 대한 두려움이 가득하다.

　사실 10대는 피부 지식이 부족하고 세안의 중요성도 인식하지 못하고 그저 친구들과 어울리는 나이이다. 하지만 어린 시절 엄마의 피부와 비슷하다고 관리를 강요당하고 있는 친구들이 많다. 물론 외모에 눈을 일찍 떠 블랙헤드를 인지한 초등학생 몇몇은 스스로 정보를 찾아 해보기도 한다.

　중요한 건 초등학생은 피지 과다 분비 시기라는 점이다. 그렇다고 해서 이 시기에 약으로 피지를 줄이지는 말기 바란다. 어린 시절부터 약으로 피지를 억제시켜 건조해진 피부는 점차 악건성 피부로 변해 예민해지기 쉽고 수분이 가득한 어린 피부로 되돌리기 힘들다. 이 시기를 지나면 피지 분비는 자연스럽게 줄어들며 T존 부위만 관리해도 충분하다.

　피부는 어떻게 가꾸느냐에 따라 그 차이가 대단히 크다. 초등학생 자녀의 블랙헤드가 고민이라도 잘못된 방법으로 아이를 공포에 떨게 하지 말자. 아이 스스로 피부로 인한 스트레스에 관리를 받고 싶다고 할 때, 전문가의 방문 권유를 진심으로 바란다.

출생 후 퇴화했다가 7~8세부터 다시 활발하게 기능을 시작하는 피지선은 대망의 사춘기가 되면 최대 분비량을 보이는데 이때의 관리로 피부 미인이 되느냐 안 되느냐가 결정된다는 점을 유념하고 다음을 실천할 수 있도록 이끌어주자.

10대에 적합한 피부 관리

❶ 잠자는 시간을 지켜라

요즘 10대들은 늦은 시간까지 학원을 다니거나 핸드폰, 컴퓨터에 열정을 쏟아 잠이 부족하다. 잠이 부족하면 생체 바이오리듬이 무너져 호르몬 이상이 생기며 피부도 거칠어지고 피지선이 활성화되어 피지가 과다 분비된다. 저녁 10시부터 새벽 2시까지는 무슨 일이 있어도 잠을 자는 것이 피부에도 건강에도 좋다. 공부에 집중해야 한다면 차라리 새벽 4시에 일어나 집중하기를 권장한다.

❷ 피부 세안을 철저히 하라

피지는 기름 성분이기 때문에 미지근한 물을 사용하면 세정력이 떨어진다. 살짝 뜨겁다 싶은 물에 씻어야 모공 속까지 깨끗하게 세안이 되어 피지도 줄고 블랙헤드도 덜 쌓인다. 사우나를 하면 더운 수증기로 피지와 노폐물이 씻겨 나가는 것과 같은 원리이다. 비누 세안은 금물이다. 따뜻한 물에 불린 후 클렌징 폼을 사용하는 올바른 세안법을 알려주길 바란다. 10대 시기에는 세안에 조금만 소홀해도 피지가 많이 생기는 만큼 잘 씻고 관리하는 습관이 중요하다는 것을 알려 주자.

❸ **주 1회 클레이 팩을 해라**

피지를 흡착하는 성질의 클레이 팩(머드, 황토, 화산송이 등)은 피지 분비가 왕성한 10대에게 최적이다. 일주일에 한 번, 세안 후 흙 성분의 팩을 하면 피지 분비를 줄일 수 있다. 여름에는 주 2회도 괜찮지만 겨울에는 피지 분비가 줄어드니 2주에 1회를 권장한다. 클레이 팩을 20분 정도 한 후 깨끗하게 헹구어 주면 뽀송뽀송한 피부를 볼 수 있다.

❹ **수분관리는 10대 때부터 해주는 것이 좋다**

10대에는 피지가 충분히 분비되어 굳이 화장품을 바르지 않아도 당기거나 주름이 생길 것을 걱정하지 않아도 되는 시기다. 피부를 건조하게 만드는 화학적 계면활성제나 모공의 활동을 방해하는 실리콘 등 화학 성분을 10대 때부터 권유하지 말자. 수분관리만 잘해준다면 40대 이후부터 화장품의 도움을 받아도 충분하다. 클레이 팩을 한 후 수분을 빼앗기지 않게 랩마스크하는 것을 습관화하면 10년 관리 받은 피부보다 훨씬 매끈하고 촉촉한 피부를 가지게 될 것이다.

생긴 것을 짜서 없애는 것보다 아예 생길 소지를 만들지 않는 것이 가장 올바른 피부 관리다. 10대의 블랙헤드 관리는 엄마의 관심으로도 충분히 덜 생기게 할 수 있다. 인터넷에 떠도는 잘못된 정보로 아이들을 후회하게 하지 말자. 스스로 관리 받고 싶다고 말하기 전까지는 세안과 수분관리를 습관화 시켜주길 바란다. 10대의 피부는 화장품을 바르지 않아도, 시술받지 않아도 충분히 예쁘다.

제 3 장

모공에 관한 모든 것

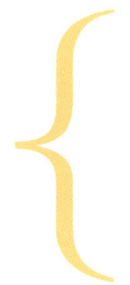

01
피부 보디가드 모공의 기능

사람의 얼굴에는 2만 개의 모공이 있다. 그러므로 여자만 모공 고민을 한다는 것은 오해이다. 성별과 세대를 가리지 않고 70% 이상의 남녀가 고민한다. 그러므로 없어서는 안 되는, 꼭 필요한 존재라는 것을 잊지 마라.

피부 관리의 기초라는 세안을 잘했음에도 불구하고 좋아지지 않는 이유도 모르겠고, 트러블을 손으로 짜면 모공이 더 넓어진다고 해서 주의했는데도 화장으로 가려도 넓은 모공 때문에 고민하는 등 세상에는 모공관리에 고군분투하는 이들이 많다. 하지만 적을 알고 나를 알면 백전백승이라고 했다. 넓어진 모공을 이기든, 줄이든 일단 모공이 왜 존재하는지부터 알아야 한다.

애초에 모공이 없으면 좋겠다고 하는 사람들이 있다. 하지만 이는 모공이 얼마나 기특하고 똑똑한 일을 하는지 모르고 하는 말이다. 모공은 쓸데없지 않다.

모공은 피부가 숨을 쉬고 외부의 자극으로부터 보호받을 수 있도록 도와주는 보디가드이다. 박보검이나 정해인 같은 미남의 보디가드는 아니지만 나름 주인의 피부를 보호하기 위한 액션과 경호를 한다. 미남 연예인이 내 모공을 보호한다고 생각해보아라. 없애고 싶지 않을 것이다.

모공이 하는 첫 번째 일은 **호흡** 기능이다. 호흡이라고 하니 모공이 무슨 콧구멍인가 하며 코웃음 칠지도 모르겠다. 신체를 위한 호흡을 코가 하고 있다면, 피부의 호흡은 모공이 한다. 산소를 받아들인 후 모공을 닫아 피부에 필요한 영양 공급을 하고, 이산화탄소를 배출하기 위해 다시 모공을 연다.

또한 신체에 열이 오르면 모공을 열어 열 발산을 하여 기초 체온을 유지하고, 추위를 느끼면 다시 닫아 열이 빠지지 않도록 보호한다. 이렇게 중요한 일을 하는 모공이 숨을 쉬지 못하게 되면 어떻게 될까? 뾰루지가 붉게 올라오고 가려움증이 생기며 잡티가 올라오는 등의 여러 부작용이 생긴다. 그러므로 모공의 호흡 기능은 중요하다.

두 번째는 **체온 조절** 기능이다. 모공은 계절에 따라 더울 땐 열을 배출하고, 추울 땐 열 배출을 막는다. 더운 계절의 모공은 피지와 땀을 분비하기 때문에 우리는 건조함을 느끼지 않는다.

반면 추운 계절에는 화장품을 아무리 많이 발라도 흡수가 되지 않아 건조함을 느껴본 적 있으리라. 이는 모공이 닫혀 있기 때문이다. 물론 개인의 체질에 따라 모공이 열리는 힘이 더 강하거나 닫히는 힘이 더 강해서 추위를 더 많이 타고, 덜 타는 차이도 있다.

세 번째는 **외부 자극으로부터의 보호** 기능이다. 모공에서 분비되는 피지는 외부에서 침투되는 세균과 피부 속 수분 증발을 막는다.

호흡, 체온 조절, 외부 자극으로부터의 보호 기능은 모공의 수축과 이완 운동에 따라 작용된다. 이 운동은 모공이 막혀 있어도 계속 진행된다. 그래서 블랙헤드가 모공을 막고 있으면 숨을 쉴 공간을 만들기 위해 모공을 조금씩 늘린다. 늘어난 공간에는 피지와 노폐물이 또다시 채워진다.

모공은 피부의 보디가드라고 했지만, 공격에는 약하다. 이완 운동은 열심히 하지만 막힌 모공에 대한 수축 운동은 소홀히 하기 때문이다. 코르크 마개처럼 모공을 막는 블랙헤드를 없애지 않으면 점차 모공이 넓어지고 늘어나는 것은 당연하다.

결국 블랙헤드를 비운다고 모공이 넓어지는 것이 아니라, 비우지 않아도 모공은 넓어진다. 이를 막으려면 모공을 비우는 바른 습관이 필요하다.

그러므로 앞으로는 모공이 없으면 좋겠다는 말은 해선 안 된다. 보디가드가 없으면 피부 보호막을 만들 수도, 수분을 유지할 수도, 외부 세균으로부터의 트러블 유발을 막을 수도 없다. 모공이 하는 일을 정확하게 인지했다면 피부를 위한 미남 보디가드로 여기고 사랑으로 가꾸어주길 바란다.

모공의 수축 · 이완이 하는 일

호흡	· 산소 유입 · 이산화탄소 배출
체온 조절	· 여름 : 모공을 열어 열 배출 · 겨울 : 모공을 닫아 열 차단
자극 보호	· 세균으로부터 피부 질환 차단 · 노폐물 배출

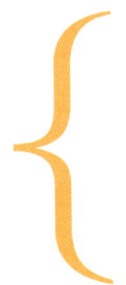

02
모공에도 여러 종류가 있다

　모공의 사전적 의미는 털이 난 구멍이다. 그러나 신체 다른 부위의 모공과 코 중심의 모공에는 분명 차이가 있다. 각각 어떤 차이가 있는지 정확히 알아보자.
　얼굴에 있는 모공은 팔, 다리처럼 털이 많지 않다. 또한 팔, 다리의 모공은 우리 눈에 보이긴 하지만 기름기가 생기지는 않는다. 얼굴에 있는 모공과 몸에 있는 모공이 다르기 때문이다.

　그렇다면 이제 얼굴에 있는 모공에 대해 알아보자. 2만 개가 넘는 얼굴 모공에는 세 종류가 있고 그 종류에 따라 넓어지거나 깊어지거나 트러블을 만들기도 한다.

- 수염과 머리카락이 자라는 **종모성 모공**
- 솜털이 나는 **연모성 모공**
- 피지를 대량으로 만들어내는 **지선성 모공**

종모성 모공은 굵고 색이 짙은 털이 빠지지 않는 한 모공이 블랙헤드처럼 까맣게 보이기 때문에 코 피부가 깨끗하게 보이지 않는다.

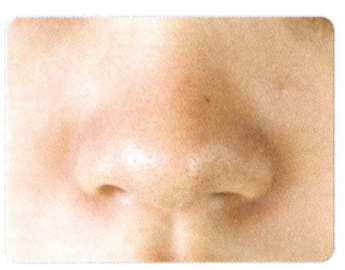

샵에 방문하는 고객들도 모공의 종류를 잘 모르기에 상담할 때 '모공을 비웠는데 블랙헤드가 계속 남아 있어요' 같은 질문들을 한다. 종모성 모공을 가진 사람 대부분은 검은 털을 보고 블랙헤드라고 착각한다. 그도 그럴 것이 굵기는 하지만 자라지는 않는 아주 짧은 털이기 때문이다.

코 끝에 있는 종모성 모공의 털이 자란다면 개그맨 오디션을 보지 않아도 많은 사람에게 웃음을 주며 합격하겠지만, 다행히 자라지 않는다. 게다가 한 번 빠지면 다시 나지 않으니 얼마나 다행인지 모르겠다. 그러나 털이 쉽게 빠지지 않을 수 있다는 것이 관건이다.

종모성 모공을 비울 때 블랙헤드와 모낭이 함께 빠지면 깨끗한 피부가 된다. 털을 감싸고 있는 모낭까지 빠져야만 다시 생기지 않는다. 그러니 괜히 족집게로 털만 뽑아내는 어리석은 행동을 하지 않길 바란다. 털만 빠져서는 의미가 없다는 것을 명심해라.

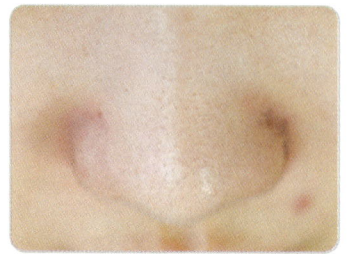

연모성 모공은 여성의 팔이나 얼굴의 솜털처럼 보일 듯 말 듯한 털을 가진 모공이다. 부드러운 털이라 미관상 크게 혐오스럽지는 않으나 화장을 할 때 살짝 떠 보이는 단점이 있다. 이것이 싫어서 실면도를 하는 사람도 있다. 그러나 실면도를 한다고 해서 피부가 깨끗해지는 것은 아니다. 일시적으로 매끈함을 느낄 수 있지만 억지로 뜯어낸 털이기 때문에 나중에 털이 자랄 때 점점 짙고 굵게 자란다.

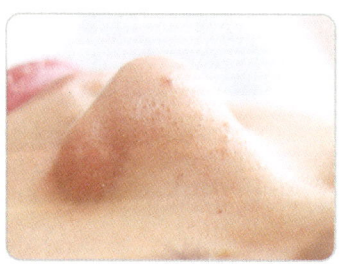

지선성 모공은 피지선이 발달해 피지를 대량으로 분비한다. 또한 모공 입구가 매우 넓어서 오염 물질이 쌓이기 딱 좋은 환경이다. 기름과 각질, 노폐물로 막힌 모공 입구는 점점 넓어지기 때문에 눈에 쉽게 띈다. 더욱이 모공 입구 부근의 묵은 각질이 모공 속에 쌓이면 그 속에 있는 피지와 섞여 굳는데, 이것이 블랙헤드가 된다.

지선성 모공은 얼굴 외에 가슴 윗부분과 등에도 분포하고 있다. 최근에는 소위 말하는 가슴드름, 등드름을 전문적으로 관리해주는 곳도 있다고 하니 피부미용계의 놀라운 발전에 박수를 보낸다.

정리해보면, 세 종류의 모공 중 종모성 모공은 굵은 털로 미관상 제일 얄미운 놈이고, 지선성 모공은 종합적인 문제로 사람들을 마음고생 시키는 미운 놈이다.

모공 고민을 하는 사람 중 70~80%는 이 두 가지 모공의 소유자이다. 하지만 정확한 정보를 알고 올바른 방법으로 관리하다 보면 거울을 보며 해사한 미소를 짓는 날이 올 것이다.

 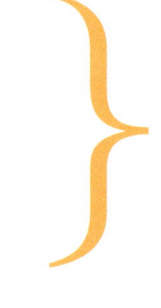

03
모공이 넓어지는 이유

　도자기처럼 매끈하게 보이던 여자 연예인들의 모공이 티브이 화질이 선명해지면서 맨홀뚜껑 마냥 눈에 띄기 시작했다. 모공 고민은 연예인이라고 해서 피해갈 수 있는 일이 아니었으리라.

　넓고 큰 모공은 남녀노소할 것 없이 큰 스트레스로 다가온다. 이를 조금이라도 덜 들키기 위해 모공을 빈틈없이 채우는 프라이머와 파운데이션, 컨실러 등을 발라 가려보았을 것이다. 그러나 오히려 두꺼운 화장 때문에 모공이 더욱 두드러지고 나이가 들어 보이는 경험도 했을 것이다.

　모공을 줄이는 방법만 찾지 말자. 원인을 알고 관리하면 관리도 쉽고 효과도 좋다.

 모공이 넓어져 고민인 사람을 우리 주위에서 흔하게 볼 수 있다. 대부분 갑자기 모공이 넓어졌다거나, 원래는 없던 모공이 생겼다고 한다. 마술사가 마법을 부린 것도 아닌데 지나가던 개가 웃을 말이다. 모공은 절대 이유 없이 넓어지거나 생기지 않는다.
 나이가 들며 피부에 변화가 생기기도 하고, 선크림을 사용한다고 해도 때때로 생활 자외선에 노출된다. 생활환경에 의한 호르몬 변화로 피지 분비가 늘어나고, 과도한 화장품의 잘못된 선택 등으로 인해 모공이 조금씩 넓어지고 있었을 것이다.

 모공이 넓어지는 여러 원인은 크게 피지 과다 분비, 탄력 저하, 화장품 세 가지로 나눌 수 있다.
 첫 번째 원인인 **피지 과다 분비**에 대해 알아보자. 피지 과다 분비가 넓은 모공의 원인이 되는 건 알겠는데 피지는 왜 많이 나오는 걸까? 피지는 호르몬에 의해서 분비되는데 밤늦게까지 이어지는 활동이 잦을수록 피지가 과다 분비된다.
 호르몬 이야기를 하자면 거짓말 살짝 보태서 2박 3일은 걸릴듯하니, 간단히 요점만 말하자면 피지 분비에 관련된 호르몬에는 갑상선 호르몬, 에스트로겐, 테스토스테론이 있다.

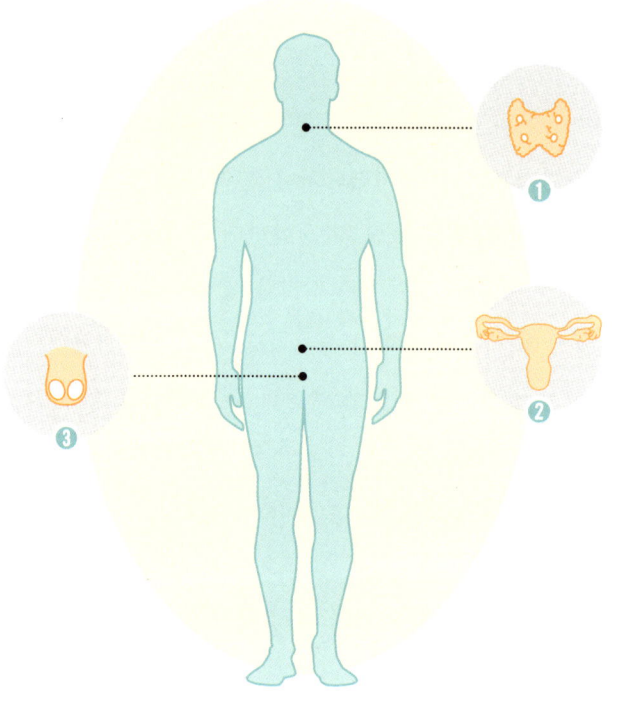

❶ 갑상샘 (갑상선 호르몬)	· 많을 때 : 피부 땀 증가, 모공 커짐, 열감, 붉어짐 · 적을 때 : 피부 건조, 거칠어짐, 두꺼워짐
❷ 난소 (에스트로겐)	· 피부 두께 · 주름 · 보습
❸ 정소 (테스토스테론)	· 털 성장과 손실 · 두껍고 오일리한 피부 · 피부 노화의 사인

이중 피지 분비를 증가시키는 호르몬은 테스토스테론과 갑상선 호르몬이다. 그러므로 두 가지 호르몬을 적당히 유지하면 피지 분비는 줄어든다. 호르몬을 적당히 유지하기 위해서는 일찍 자고 일찍 일어나야 한다.

그러나 밤늦도록 깨어있는 경우가 많은 현대인이 실행하기 어려운 방법이라는 것을 잘 안다. 그러니 지금은 모공이 넓어지는 원인부터 공부하자.

두 번째 원인인 **탄력 저하**에 대해 말해볼까 한다. 개인차가 있지만 20대 중반부터 피부 노화가 시작된다. 하지만 모공 벽을 차지하고 있던 콜라겐과 탄력섬유가 변성하고 점차 그 수가 감소하면서 피부 탄력이 없어지고 모공이 늘어난다는 건 호랑이 담배 피우던 시절의 이론이다. 요즘은 과도한 피부 관리와 약의 남용 등으로 피부 보호막이 얇아져 수분 증발을 막지 못해 모공 탄력이 떨어지는 경우가 더 많다.

현재 샵에 방문하는 고객들의 피부를 보면 20~30대인데도 피부가 얇은 경우가 많다. 피부 수분이 거의 유지되지 않는다는 말이다. 그래서 예전에 비해 기본적으로 피부가 얇으니 건성 피부는 악건성으로, 피지가 많이 분비되는 지성 피부조차 수분 부족형 지성이란 말을 듣는다. 가장 이상적인 중성 피부는 찾아볼 수가 없다. 수분이 없으면 모공의 탄력을 유지할 수 없다.

세 번째 원인은 종류도 다양한 **화장품**이다. 지나친 화장은 모공을 막고, 모공은 숨을 쉬기 위해 옆으로 늘어나는 악순환이 반복된다. 돌가루와 유분이 주성분인 색조 화장품과 기초 화장품을 매일 바르니 피부의 숨구멍인 모공에 힘이 있을 리가 없다.

모공이 넓어지는 원인을 알고 나니 찔리는 사람이 많을 것이다. 낮과 밤이 바뀌어 호르몬 분비를 촉진하고 있었던 건 아닌지, 본인의 피부 타입도 모르면서 과도한 관리를 선호했던 것은 아닌지, 신제품이면 일단 사고 보는 화장품의 노예를 자처하지는 않았는지 생각해보자.

결국 모공이 넓어진 이유는 본인에게 있다는 것을 잊지 말고 원인을 알았다면 모공 줄이는 방법만 검색하지 말자. 늦게 자는 수면 습관을 바꾸고 화장품 종류를 서서히 줄여나가고 자연 친화적으로 피부를 대하는 현명한 사람이 되길 바란다.

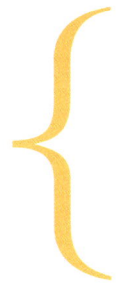 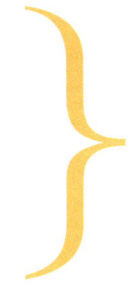

04
모공 줄이는 방법

    모공이 넓다 한들 오대양보단 작을 것이고, 줄일 수 없다면 생긴 대로 살면 된다며 쿨한 척 위로해봤자 모공은 없어지지 않는다. 잘못된 정보를 활용하면 더 심해지는 것이 피부 관리다. 하지만 우리는 앞에서 모공이 넓어지는 원인을 파악했으니 이제 제대로 실천만 한다면 모공 줄이기는 가능하다.

    1~2년 전까지만 해도 '모공 줄일 수 있나요'라는 질문에 부정적인 대답이 많았는데 최근에는 시술을 받으면 가능하다는 답글이 달린다. 어떤 방법이든 전혀 불가능하다는 것보다는 나으니 얼마나 다행인가.

그리고 여기, 많은 돈을 들이고 시간을 쪼개서 찾아가지 않아도 집에서 할 수 있는 방법이 있다. 블랙헤드를 비우고, 피지 분비를 줄이고 수분 증발을 막고 화장품 사용을 줄이는 것이다. 간단한 것처럼 듯 보이지만 막상 하려면 어렵고 익숙하지 않을 것이다.

먼저 블랙헤드를 비워야 한다. 물론 일반인이 혼자서 비우는 일은 쉽지 않다. 다 비웠다고 생각했는데 뿌리가 남아 모공만 뻥 뚫려 그 상태 그대로 남는 것을 두려워하기 때문이

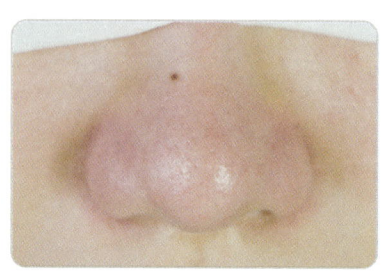

비운 뒤 수축된 모공

다. 이것이 블랙헤드가 고민이면서도 비우는 것을 겁내는 이유이다.

하지만 모공은 스스로 수축, 이완 운동을 하기 때문에 블랙헤드가 뿌리까지 뽑히면 금방 수축하는 것을 확인할 수 있다. 비우기만 잘 해도 모공은 줄여진다는 말이다.

둘째로 피지 분비를 줄이면 모공을 줄일 수 있다. 그렇다면 피지 분비는 어떻게 줄일까? 앞에서 말한 바와 같이 피지는 호르몬 조절이 중요한데, 이 호르몬은 오래 지속되는 불빛만 줄여도 큰 차이가 난다. 즉 잠을 일찍 자고 밤늦게 이어지는 활동을 줄이면 피지 분비를 줄일 수 있다.

셋째로 수분을 뺏기지 않으면 모공을 줄일 수 있다. 피부에 윤기가 넘쳐보이는 깨 볶는 노예들도 피부 상태를 확인해보면 90%가 수분 부족형 지성 피부라고 한다. 지성 피부인데 수분 부족이라니 의아해할만도 한데, 보통 사람들은 그냥 선천적으로 그런가보다 하고 넘어간다. 이 부분은 뒤에서 자세히 설명하겠지만 결론만 말하면 피부 수분이 충분해야 모공을 줄일 수 있다.

마지막으로 화장품 종류와 바르는 양을 줄이면 모공도 줄어든다. 나는 기초 화장품은 사용하지 않지만 화장은 한다. 대신 '바르는 것보다 지우는 것이 더 중요하다'라는 원칙을 지켜 세안을 꼼꼼히 해 모공이 넓어지는 것을 예방한다.

그리고 수분관리에 집중한다. 수분관리만 잘해도 모공 수축의 50%는 성공한 셈이다. 수분 크림 같은 화장품으로 수분관리를 하는 것은 오히려 모공을 넓어지게 한다는 것을 유념해라.

더불어 20~30대의 피부는 화장품을 사용하지 않아도 좋을 나이다. 유분이 줄어드는 40~50대부터 화장품을 써도 트러블이 생기지 않는다.

넓어진 모공이 줄어드는데 시간은 오래 걸리지만 가능하다. 다만, 그사이 또 채워지는 화장품과 피지 때문에 모공이 다시 늘어나기에 불가능처럼 느껴지는 것이다.

하지만 불가능이란 없다. 비운 모공에 피지가 차지 않도록 호르몬을 조절해 분비량을 줄이고 수분 증발을 막고 모공이 열리지 않게 도와주면 모공은 어김없이 닫히며 줄어든다. 모공은 수축과 이완 운동을 한다는 것을 잊지 마라.

막혀 있는 모공을 비우고 피지 분비량을 줄이고 수분관리를 제대로 하며 화장품 사용을 줄이면 모공은 줄어든다. 아기피부는 아니더라도 현재보다는 드라마틱한 효과를 볼 수 있다고 장담한다.

모공을 줄이는 생활 습관

❶ 피부 재생 시간을 지켜라.
❷ 오후 10시부터 오전 5시까지는 무조건 숙면을 취하라.
❸ 스트레스는 호르몬에 100% 영향력을 행사한다. 스트레스의 원인을 금방 해결할 수 없다면 모공을 비우듯 마음을 비워라.

05
모공 흉터가 생기는 원인

많이들 궁금해 하는 질문 중 하나가 모공 흉터이다. 잘못된 방법으로 인해 모공 흉터가 생긴 사람이 많다. 어떤 사람은 화농성 여드름을 짜고 난 자국이 흉터로 남았다고 하고, 어떤 사람은 여드름이 없었는데도 갑자기 흉터가 생겼다고 한다. 전자라면 모공 속 피지와 염증으로 채워져 있던 공간이 흉터로 남는 것이 당연하다. 하지만 여드름이 난 적도 없던 사람은 왜 흉터가 생긴 걸까?

보통 블랙헤드를 짜기만 해도 흉터로 생기는 줄 알고 있지만, 잘못된 방법과 사후 관리가 문제가 되어 흉터가 남는 유형도 있다.

나는 지금까지 비워내는 방식 즉, 블랙헤드를 짜는 방식을 고수했는데, 만약 짜기만 해도 흉터가 생긴다면 아마 샵에는 흉터투성이인 고객으로 넘쳐났을 것이다.

흉터가 생기는 원인은 따로 있다.
첫째, 모공의 깊이와 크기가 다르다. 종모성 모공과 연모성 모공의 경우 모공에 털이 있어 입구가 열려 있다. 피지선도 하나만 있어서 피지가 적게 쌓여 막히지 않고 크기가 작다.

반면 지선성 모공은 피지선이 포도송이처럼 열려 있고 각각 피지가 가득 채워져 있다. 이것이 풍선처럼 커져 모공 입구가 막히면 모공 속에서 점점 부풀어 공간이 확장되고 짰을 때 흉터로 남는다.

어떤 모공은 피지가 조금 나오지만, 풍선처럼 커진 모낭을 가진 경우 많은 양의 피지가 나오는 경험을 했을 것이다. 모공의 깊이와 크기가 다르기 때문이다.

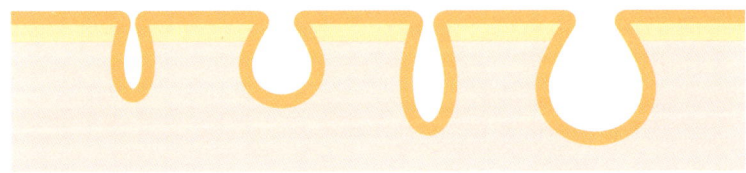

홀쭉했다가 과식해서 뚱뚱해진 모공

뚱뚱했다가 홀쭉해지면서 남은 모공 흉터

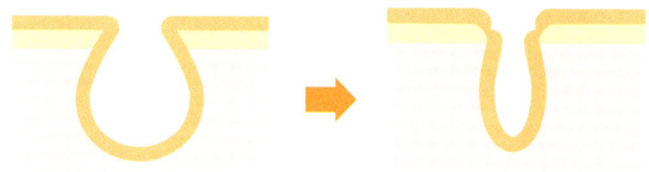

둘째, **모공을 비울 때 피부 속이 아닌 표면에 상처를 입힌다.** 모공을 비우는 방법 중 가장 바람직한 것은 모공 입구를 살짝 눌러 블랙헤드를 밀어내는 방법이다. 하지만 손톱이나 기구로 피부 각질층이 떨어져 나갈 정도로 밀어내거나 깊게 눌러 각질층이 패이면 흉터로 남는다.

그런데 모공을 비우는 방법이 서툰 사람은 손톱으로 비운다. 긴 손톱으로 누르기만 해도 여러 모공에서 피지가 나오니 얼마나 신기하고 재미있는지 짜본 사람은 안다. 언제나 어디서든 거울만 있다면 블랙헤드를 비울 수 있다.

이렇게 간편하다는 이유로 흉터를 남긴다는 생각은 못한 채 많은 사람이 손으로 짠다. 또한 기구 사용법이 바르지 못한 경우에도 흉터가 생긴다.

피부조직은 손상이 되면 재생능력으로 인해 새로운 살이 차오르게 되는데, 새 살이 완전하게 차오른다면 문제가 되지 않는다. 그러나 재생력이 떨어지면 흉터로 남기 때문에 주의해야 한다.

셋째, **모공의 수분이 부족**하면 흉터가 생긴다. 수분과 흉터가 무슨 상관이 있는지 의아할 것이다. 나는 피부를 주로 토양에 비유한다. 기름진 토양에 수분이 없어지면 가루가 되어 흩날리다 표면이 갈라지기 시작한다. 그 상태가 계속되면 갈라진 골은 더욱 커지고 넓어진다. 마찬가지로 피부도 수분이 부족하면 각질이 일어날 뿐만 아니라, 점점 모공이 깊어져 흉터가 남는다.

모공이 넓거나 흉터가 있는 사람은 고통과 시간, 돈 모두 감수하겠다는 간절한 마음으로 샵을 찾는다. 하지만 가장 중요한 원인을 알지 못하면 흉터에 차오르는 것은 살이 아닌 절망감이 될 수 있다. 피부 타입과 현재 하고 있는 관리법이 잘못된 방법은 아닌지 면밀히 살펴보길 바란다. 소중한 피부에 아픔을 주기보다는 좋은 습관과 자연 친화적인 방법으로 아껴주는 것이 바람직하다.

알쏭달쏭 모공 Q&A

Q 모공 지우개라고 불리는 프라이머를 사용하면 오히려 모공이 넓어지나요?

A 네. 모공이 넓어질 수 있는 환경을 만듭니다. 프라이머는 디메치콘, 사이클로펜타실록산과 같은 합성실리콘 계열을 주성분으로 만들어집니다. 이 성분들은 피부에 얇은 막을 씌어 수분이 날아가는 것을 막아줍니다. 그러나 모공을 막아 트러블이 나기 쉬우며 피지 배출을 원활하지 못하게 하여 모공이 숨 쉬는 것을 방해합니다.
또한, 물과 땀에 쉽게 지워지지 않기 때문에 웬만한 세정제로는 지워지지 않는답니다. 그래서 과도한 클렌징을 하다가 각질층이 손상을 입게 되고 피부 탄력이 떨어져 모공이 넓어지기도 합니다.

Q 얼굴에 열이 많은데 모공이 넓어지는 것과 관계가 있나요?

A 관계가 있습니다. 신체에 열이 오르면 모공은 열 발산을 위해 스스로 문을 엽니다. 반대로 열이 내리면 열 차단을 위해 문을 닫지요. 그런데 열은 위로 올라오는 성질을 가지고 있어서 신체에 열이 많을 경우 얼굴로 올라오게 됩니다. 그 열로 인해 모공은 늘 열려 있는 상태가 되어 수분이 증발하고, 콜라겐의 기능이 저하되어 피부 탄력이 떨어집니다. 얼굴을 자주 만지면 열이 더 상승하니 자제해야 합니다. 또한 족욕과 같은 발관리를 하면 열을 내리는 데 도움을 줄 수 있습니다.

Q 넓은 모공에
효과적인 제품이 있나요?

A 모공이 넓어지는 이유에는 과다한 피지 분비와 자외선, 생활 습관 등이 있는데 그중 화장품을 과다 사용하는 것도 있습니다. 모공 속에는 매일 분비되는 피지와 노폐물이 가득한데 그 위에 유분 성분이 많은 화장품을 덧바르면 모공을 더욱 채우는 꼴이 되지요.
버리기 아까운 음식물을 냉장고 속에 과도하게 채운 뒤 문을 닫아보세요. 냉장고 문은 닫히지 않고 계속 열리게 되겠지요. 모공도 마찬가지입니다.
넓은 모공이 고민이라면 화장품으로 채우지 말고 화장품 다이어트와 모공을 비우는 관리가 우선되어야 합니다. 모공을 비워주고 수분으로 채워 유수분 밸런스가 알맞게 이루어지면 화장품을 바르는 것보다 더 큰 효과를 볼 수 있습니다.

Q 모공 넓은 게 고민이어서 MTS롤러나
스탬프를 사용해보려 하는데 효과가 있나요?

A 모공을 깨끗하게 비운 뒤 공간이 확보되었을 경우에는 효과가 조금 나타날 수 있습니다. 하지만 위에서 설명한 바와 같이 이미 채워져 있는 모공에는 큰 효과가 없습니다. 또한 개인별로 모공의 깊이에 따라 얕은 경우에는 효과가 있지만, 깊은 경우에는 전문가의 시술을 권장합니다.

알쏭달쏭 모공 Q&A

Q 모공은 한번 넓어지면 줄어들지 않는다는데
정말 모공 축소는 불가능한가요?

A 1980년대까지만 해도 그런 말을 진리로 여겼습니다. 하지만 그것은 모공의 원리를 정확히 모르고 하는 말입니다. 모공은 열렸다 닫혔다 하는 이완, 수축 운동을 합니다. 비워진 모공은 스스로 닫히지만 가득 채워진 모공은 그 누구도 수축시킬 수 없습니다. 모공 비우기만 잘해도 스스로 닫히는 힘을 발휘하는데 또다시 채워지는 피지로 인해 원상 복구되는 것일 뿐입니다. 모공을 수축시킨다는 타이트닝 제품도 모공을 채우려고만 하니 효과가 있을 수 없지요.
정리하자면, 모공은 한번 넓어지면 줄어들지 않는 것이 아닙니다. 모공을 비우는 바른 방법을 모르고 그 속을 채우기에만 급급해 줄어들지 않는 것이라는 정의가 맞습니다. 개인의 피부 타입에 맞는 관리로 줄어드는 모공을 확인하길 바랍니다.

Q 넓은 모공을
줄이는 방법 좀 알려주세요.

A 모공 속 피지를 줄여 깨끗이 하고, 화장품 다이어트와 수분채우기를 해야 합니다. 넓어진 모공 속은 그대로 둔 채 모공을 줄이는 방법은 없습니다. 모공을 비운 뒤 화장품으로 채우게 되면 다시 넓어지게 됩니다. 모공을 줄이는 방법보다 모공을 비우는데 중점을 두고 피지 분비를 줄여 스스로 닫히게 도와주는 것이 가장 중요합니다.

제 4 장

많든 적든 골칫덩어리 피지

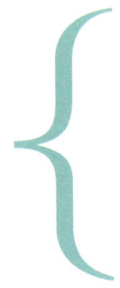
01
피지선은 무엇일까
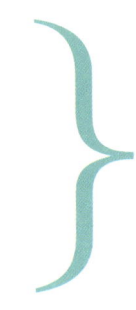

　미관상 보기 안 좋은 블랙헤드와 여드름을 만드는 피지선과 피지는 사실 우리 몸에서 중요한 역할을 한다. 피지가 잘 배출되고 모공이 원활하게 숨 쉬는 피부가 가장 건강한 피부라는 것을 깨닫는 순간 코 피부 관리법이 달라질 것이다.

　만수르도 울고 갈 유전의 주인, 피지 부자에게 피지는 어떤 존재일까. 그 무엇이든 그들에겐 없애고 싶은 1순위일 것이다. 하지만 아이러니하게도 피지는 없앨 수 없다. 다만 분비를 줄일 수는 있다. 그리고 유용하게 다스릴 수도 있다. 피지선과 피지가 어떤 일을 하고 있는지 자세히 알아보자.

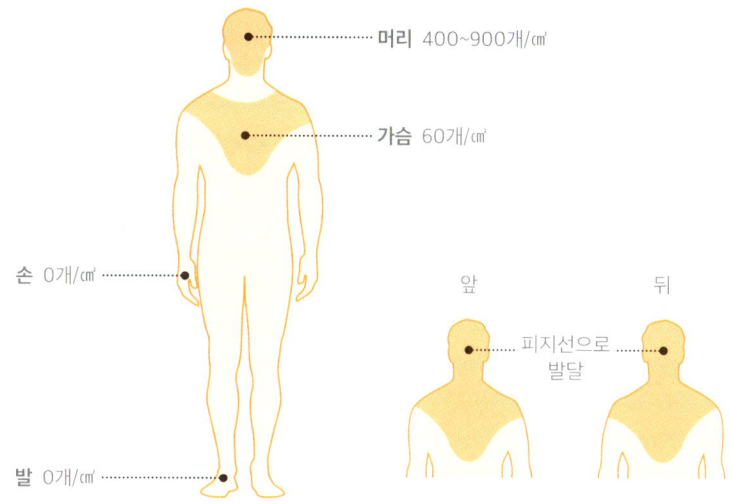

피부 1cm당 피지선의 수

　피지선은 피부의 기름을 만드는 곳이다. 평소엔 마르지 않는 샘물처럼 졸졸 흘렀다가 어느 날 갑자기 유전이라도 터진 것처럼 콸콸 뿜어내는 얄미움 가득한 존재이지만 말이다.

　피지선의 분포와 호르몬에 반응하는 정도는 남자와 여자가 다르고 열이 많거나 열이 없는 사람이 다른 것처럼 사람마다 다르다.

　피지선은 자궁 내 태아가 3개월째부터 나타나 6개월이 되면 피지를 분비하여 태아의 몸을 덮고 있는 지방 분비물을 형성하는 등 초기 피지선 기능을 시작한다.

피지선은 체모가 없는 부위 즉, 손바닥과 발바닥을 제외한 모든 피부에 분포한다. 피부 1cm당 평균 400~900개의 피지선이 존재하고 피부 표면으로부터 거의 일정한 위치에 존재하며 진피에 형성되어 있다. 피지선의 분포와 크기는 균일하지 않다.

가장 밀도가 높은 곳은 얼굴이며 그중에서도 두피와 이마, 코(얼굴 중앙부)의 피지선 수는 다른 곳에 비해 4~8배 많고 크기도 크다. 그래서 다른 부위에 비해 코에만 블랙헤드가 생겨 스트레스가 쌓이게 된다.

또한, 가슴과 등의 윗부분은 신체 중 세 번째로 피지선이 많이 분포되어 있어 일명 가슴드름, 등드름이 생기기도 한다. 피지선의 분포는 머리, 얼굴, 가슴, 배, 팔, 다리 순으로 밀집되어 있다.

만약 피지선의 기능이 약화되면 피부가 건성화 되어 정상적인 피지막이 형성되지 못한다. 그러면 가려움증과 각질이 생기고 모발도 건성으로 변해 잘 부스러진다. 또한 이물질의 침입과 외부 자극 등에 노출되어 트러블과 알레르기 증상이 자주 나타난다. 이렇듯 피지선은 자궁에서 태아로 있을 때부터 우리 몸에 중요한 역할을 한다.

피지선이 있어야 하는 이유

① 피지선에서 분비되는 피지는 한선에서 분비되는 땀과 잘 유화되어 피부 표면에 정상적인 산성막을 형성한다. 이 막은 외부 이물질 침입을 막고 살균작용을 한다.
② 피부 표면에 피지막을 형성하여 수분 증발을 억제해 촉촉하고 윤기 있는 피부로 만든다.
③ 알칼리 성분에 대한 피부 자극을 중화시켜 준다.
④ 신체 내의 체온 조절을 한다.

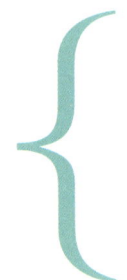
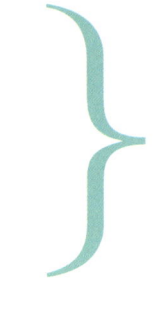

02
피지선이 활성화되는 이유

 몸의 주인인 내가 허락한 적도 없건만 모공은 누구의 명령으로 피지를 만들어내는지 모르겠다. 그런데 많은 화장품 회사들은 주인인 나조차도 못하는 피지선의 활동을 조절하고 지성 피부의 고민을 해결해준다는 제품을 광고한다. 유명 블로거들은 이 제품이 좋다, 저 제품이 좋다는 둥 홍보를 한다.

 아이러니하게도 화장품으로 피지선의 활동이 줄어드는 효과를 본다면 인터넷에 피지 제거법이나 모공에 관한 질문이 없어야 할 텐데, 여전히 남녀노소 할 것 없이 관련 질문을 올린다. 그에 대한 답변의 대다수는 원리 설명은 전혀 없고 화장품이나 효과가 없는 방법만 제시한다.

피지선이 활성화되면 피지 생성이 촉진되고 모공의 과각화가 유발된다. 원인을 알아야 결과를 바꿀 수 있다. 단점밖에 보이지 않는 피지선의 활동과 이를 줄이는 방법을 알아보자.

피지선의 활동은 자궁 내 태아가 3개월이 될 때부터 나타난다. 그래서 신생아의 피부를 보면 반질반질하다. 출생 이후에는 피지가 거의 분비되지 않다가 성호르몬이 혈액으로 분비되는 사춘기 때 다시 분비된다.

피지선에는 신경이 없어서 신경 시스템으로 통제되지 못한다. 대신 혈관에 풍부하게 분포되어 있어 분비 명령이 혈액 경로, 즉 호르몬으로 조정된다. 그래서 사춘기 때 많이 분비되는 남성호르몬인 안드로겐과 황체호르몬으로 불리는 프로게스테론에 의해 피지선이 활성화된다. 또한 부신에서 생성되는 항스트레스 호르몬인 코티솔이 만들어질 때 안드로겐이 함께 분비되니 스트레스는 금물이다.

피지선의 활동은 성인이 될 때까지 계속 증가하다가 50대가 되기 전까지 일정하게 유지된다. 50대 이후로는 활동이 감소하긴 하지만 이때까지 기다리는 것이 참 고역이다. 피지선의 활동을 줄이자고 빨리 늙으라고 고사를 지낼 수도 없으니 말이다.

 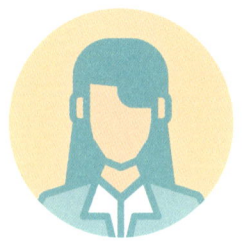

남성호르몬인 안드로겐은 피지 분비를 촉진시키고
반대로 여성호르몬인 에스트로겐은 피지 분비를 억제한다.

　남자는 여자보다 더 늦게 피지선이 퇴화한다. 남자는 피지선 활동을 촉진시키는 남성호르몬이 많기 때문이다. 남녀 모두 남성호르몬, 여성호르몬 둘 다 가지고 있지만 남자는 피지 분비를 촉진하는 남성호르몬 분비가 많고, 여자는 피지 분비를 억제하는 여성호르몬이 많다는 차이가 있다. 여자는 30~40세부터 줄어들기 시작해서 50대 폐경기 즈음 퇴화하지만 남자는 60세 이후에 퇴화한다.
　피지선의 활동으로 인한 피지 분비량도 다르다. 어떤 사람은 피지와 수분이 없어 악건성 피부가 되고, 어떤 사람은 다른 피부는 건조한데 코에만 피지가 집중되어 있는가하면, 어떤 사람은 얼굴 전체가 기름져 고민하는 사람들이 있다. 똑같은 피부인데 어떤 이유로 차이가 나는 걸까?
　모공에 따라 피지선의 수, 크기, 구성이 다르기 때문이다. 악건성 피부는 피지선의 수가 적고 크기도 작은 연모성 모공이 많다. 복합성 피부는 피지선이 많고 크기도 큰 종모성 모공과 지선성 모공이 주를 이루고 있다. 수분부족형 지성 피부는 복합성 피부와 비슷하지만 지선성 모공이 대부분을 차지하고 있다.

  피지선의 활동은 계절에도 영향을 받는다. 아마 많은 사람이 여름과 겨울에 분비되는 피지의 차이를 느껴보았을 것이다. 피지선의 활동은 따뜻해지는 봄부터 활성화되어 여름엔 왕성해지며 가을부터 조금씩 줄어들다가 겨울에 확연히 줄어든다. 체질에 따라서도 마찬가지이다.

  이 활동에 따라 피부 타입도 나뉜다. 예전에는 피지 분비량이 적으면 건성 피부, 적당히 분비되면 중성 피부, 많이 분비되면 지성 피부로 구분했었으나 현재는 다르게 나타난다. 피지가 적당히 분비되는 건강한 중성 피부는 드물며 악건성, 수분부족형 지성, 트러블, 예민 피부 등으로 나뉜다.

  그래서 계절에 따른 바른 세안과 관리법도 필요하다. 다음 장부터 꼼꼼히 읽고 실천해서 피지선에 대한 전문가가 되어보라.

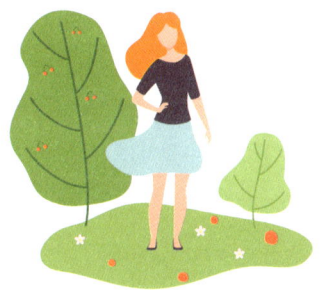

봄, 여름
피지 분비 활성, 모공 열림

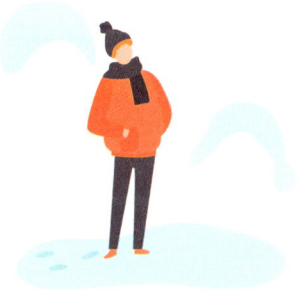

가을, 겨울
피지 분비 억제, 모공 닫힘

{ 03 피지를 구성하는 성분 }

앞에서 말했다시피 피지는 피지선에서 피지 세포가 붕괴되면서 기모근의 수축 또는 표피의 압박으로 세포 안에 있던 기름과 세포 부스러기가 함께 나오는 분비물이다. 이것이 피지선을 타고 모공을 통하여 외부로 배출된다.

피지는 각질층의 보습 유지에 꼭 필요하다. 수분과 결합한 피지는 천연 유수분 보호막이 되기 때문이다. 또한 피부의 항상성을 유지한다. 피지가 없으면 건강한 피부를 만드는 것은 어려우니 더럽다고, 피지가 안 나왔으면 좋겠다고 미워하지 말기 바란다.

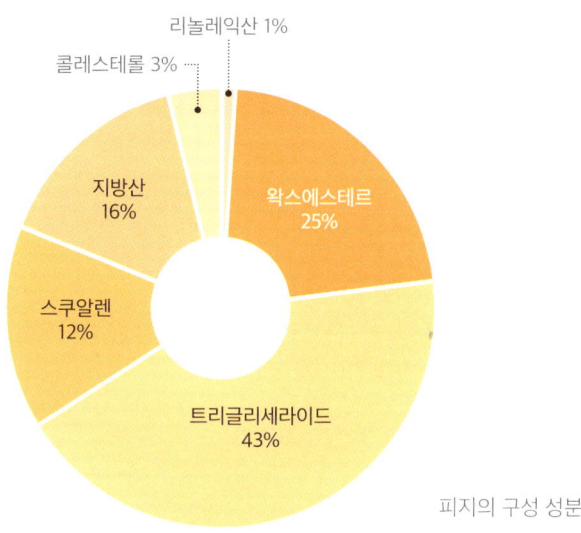

피지의 구성 성분

피지는 트리글리세라이드가 43%, 왁스에스테르가 25%, 지방산이 16%, 스쿠알렌이 12%, 콜레스테롤이 3%, 리놀레익산이 1%, 알코올 성분 조금으로 이루어져 있다.

이 성분들은 기름에 녹는 지용성이다. 그래서 요즘은 피지를 녹이는 제품들이 나오고 있다. 하지만 이는 표피에 있는 기름 성분을 녹이는 약간의 효과만 있을 뿐 모공 속의 블랙헤드에는 크게 효과가 없다.

피지가 정상적으로 분비될 때는 피부를 보호하고 외부로부터 안전하게 지켜주는 긍정적인 작용을 한다. 하지만 과도할 경우에는 모공이 막히고 블랙헤드와 화이트헤드가 생기게 되어 피부 고민으로 남게 된다. 반대로 감소하는 경우 노화가 빠르게 진행되어 주름이 늘어난다.

피지의 분비량에 따른 피부 변화

정상	· 외부 세균 살균, 항균 기능 · 보습 및 상처 회복(수분 증발 억제, 수분 함유력 강화) · 세포 사이를 견고하게 결합 피부 장벽 강화
과도	· 블랙헤드, 화이트헤드 증가 · 모공 막힘 · 지루성 피부
감소	· 미생물이 증식해 피부 트러블 유발 · 표피 수분이 증발해 건조 및 피부 탄력 감소 · 면역력 저하로 노화, 각종 피부 질환 노출

그러나 피지는 우리의 적이 아니다. 정확한 피부 타입을 모르고 잘못된 지식으로 관리하여 피부를 망치는 우리의 문제다. 유수분 밸런스를 맞추는 간단한 방법으로 도자기처럼 매끈하고 깨끗한 피부를 가져보자.

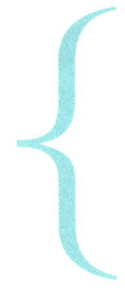 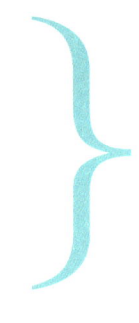

04
피지의 긍정적 역할

　피지가 적당하면 건강한 피부를 유지할 수 있다. 하지만 무엇이든 넘치거나 부족하면 문제가 되듯이 피지 또한 없애도, 없어져서도 안 되는 중요한 피부 구성 요소이다. 흔히 피지는 나쁜 물질이라고 생각해서 자꾸 제거하려고만 하는데 피지의 역할이 무엇인지 정확하게 짚고 가자.

　사람들은 피부 보호를 위해서라면 비싸더라도 화장품을 산다. 그 화장품들이 선망하는 가장 이상적인 성분이 바로 천연 피부 보호막을 만드는 피지다. 적당하게 분비되면 그 어떤 화장품보다 최고의 성분과 기능을 가진 것이 피지라는 말이다.

그런데 많은 사람은 이렇게 좋은 피지를 나쁘다고 생각해 제거하려고만 한다. 화장품의 궁극적 지향점인 피부 보호막을 없애버리니 피부는 점점 얇아지고 수분은 증발할 수밖에 없다.

그리고 그 수분의 빈자리를 채우고자 피지가 과잉 분비되는 악순환이 반복된다. 부디 피지의 역할을 숙지하여 고가의 화장품을 사는데 돈 쓰지 말고 천연 보호막을 튼튼하게 만드는 것에 집중하자.

천연 유수분 보호막은 땀구멍에서 분비되는 땀 즉, 수분 70%와 모공에서 분비되는 피지 즉, 유분 30%가 결합하여 만들어진다. 이것은 우리 피부의 방패 같은 역할을 한다. 외부의 자극으로부터 피부를 보호하고 피부 속 수분 증발을 막고 밸런스를 맞춰서 균형이 깨지지 않도록 하기 때문이다. 이렇게 훌륭한 보호막을 우리 스스로가 없애고 녹이고 밀어내고 깎아내고 있다.

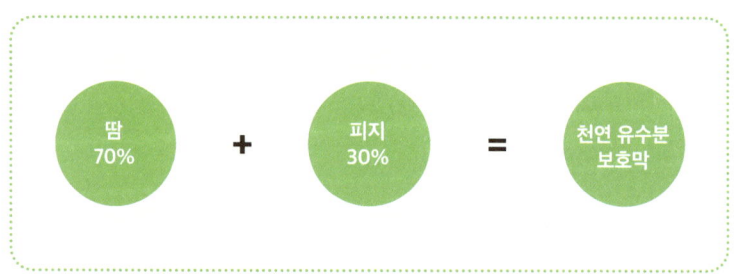

천연 유수분 보호막은 땀구멍에서 분비되는
땀 70%와 모공에서 분비되는 피지 30%가 결합해 만들어진다.

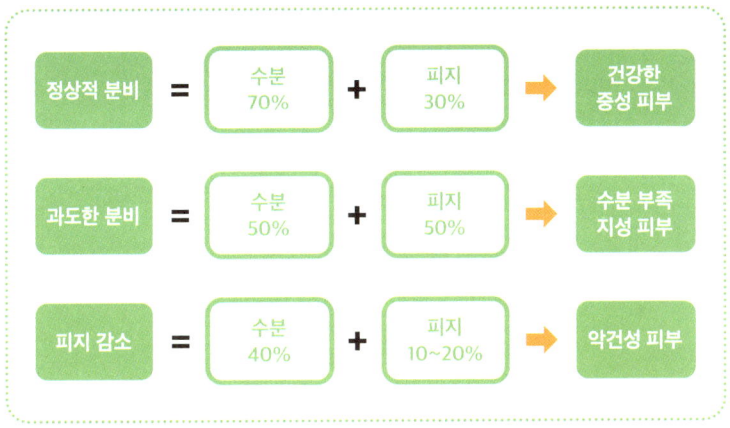

피지 분비량에 따라 유수분 밸런스가 맞춰지며 피부 타입이 결정된다.

세안 후 피부가 당기는 증상은 시간이 지날수록 완화되며 3시간이면 기본적인 보호막이 형성된다. 하지만 대다수가 그 전에 화장품을 바르니 보호막이 형성될 시간이 없다. 피부 세포가 자연스럽게 재생될 수 있도록 랩마스크로 수분 증발만 막으면 적당량의 피지만 만들어져 건강한 피부가 된다.

예를 들어보자. 부모님과 함께 살거나 부부이거나 여유가 있어 가정부를 두고 사는 사람의 경우 집안일을 스스로 하는가? 아마 위의 조건이라면 하지 않을 것이다. 그러다 갑자기 가정부가 없어진다면, 혼자 독립하는 경우가 생긴다면 어떻게 해야 할까? 당연히 스스로 빨래며 밥이며 청소며 다 해야 한다. 안 하던 것을 하려니 실수가 잦고 익숙하지 않아 시간이 오래 걸리기 마련이다. 하지만 하다 보면 실력이 늘게 된다.

나는 지금 독자 스스로가 유수분 보호막을 제거하고 있다는 것을 말하는 것이다. 요즘 세안제는 뽀드득 소리가 날 정도로 세정력이 좋아졌다. 하지만 이 뽀드득 소리가 유수분 보호막이 없어졌다고 알리는 신호라는 것을 모르는 사람이 태반이다. 보호막이 없어졌으니 피부가 당기고 건조한 것은 당연하다. 그리고 그 건조함을 싫어하는 사람들은 기초 화장품만도 몇 개씩 바른다.

화장품으로 인해 유수분 보호막이 피부에 있다고 인지한 뇌는 더 이상 보호막을 만들지 않는다. 피부는 점점 얇아져 예민해지지만 화장품이 이를 대체하니 피부 세포는 일하지 않는다.

다시 말하지만 피지는 결코 나쁜 것이 아니다. 땀 70%, 피지 30%가 분비되도록 유수분 밸런스를 관리하면 피부와 모발에 건강한 윤기가 생기고 입술도 촉촉해진다. 정상적인 피지 분비는 우리 피부를 보호하기 위해 반드시 필요하다.

피지의 기능

❶ 수분 증발 방지
각질층과 모발 표면에 막을 만들어 적절한 수분을 유지해 피부에 윤기가 흐르게 한다.

❷ 살균작용
피지에 함유된 지방산은 화농균과 백선균을 살균하고 세균과 곰팡

이로부터 피부를 보호한다.

❸ **유화작용**

피지 구성 성분 중 콜레스테롤이 유화작용을 하여 유분과 수분을 섞어 피부에 천연 크림 같은 막을 형성한다.

❹ **유해물질 흡수 조절**

피부를 통해 유해물질이 들어오는 것을 완전히 막지는 못하지만, 경피 흡수 를 저지한다.

---

* 경피 흡수 손상되지 않은 피부를 통해 약물이나 알레르기 항원 등 외부 물질이 흡수되는 현상

Q 녹이는 오일로
피지가 정말 녹나요?

A 블랙헤드는 모공 속 깊게 자리하고 있어요. 그래서 클렌징 오일이나 피지를 녹이는 제품으로 없어진 것 같아도 실제로는 모공 입구에 있는 블랙헤드의 표면만 제거될 뿐이랍니다. 강한 마사지로 표면의 각층이 벗겨져 옅어 보인다고 생각할 수도 있겠네요.
그러나 블랙헤드를 없앤다는 것은 닫힌 모공을 바른 세안과 적절한 강도의 압력을 통해 블랙헤드를 밀어내서 비우는 것입니다. 위와 같은 제품은 모공 속까지 침투되는 것이 아닌 피부 표면을 오랜 시간 문질러 블랙헤드의 윗부분만 제거하는 것이므로 블랙헤드가 완전히 없어지지는 않습니다. 또한 여드름이 난 피부와 지성 피부에는 물론 마사지는 오일 성분의 제품을 사용하지 않는 것이 좋습니다.

Q 피지흡착(제거)과
각질 제거는 같은 건가요?

A 다릅니다. 피지흡착은 모공 속 피지를 빼내거나 비우는 방법이고 각질 제거는 피부 표피의 소릉과 소구를 편편하게 밀어내는 방법으로 표피를 얇게 만드는 방식입니다. 피지를 줄이는 자연친화적이고 올바른 방법은 피지를 비워내고 수분을 채우는 것입니다.

알쏭달쏭 피지 Q&A

Q 기름종이를 계속 쓰면
기름이 더 생긴다는 게 진짜인가요?

A 얼굴에 유분기가 많다고 해서 그럴 때마다 기름종이를 사용할 경우 모공 속 피지까지 흡착하게 됩니다. 그러면 뇌는 피지가 부족하고 건조하다고 느껴 피부를 보호하기 위한 유분을 더 내뿜게 됩니다. 그래서 기름종이 사용 후 얼마 지나지 않아 얼굴이 더 번들거린다고 느꼈을 겁니다.
화장이 무너지거나 피지가 과도하게 분비되었다고 생각되면 티슈를 이용해 기름기를 살짝 찍어내고, 저녁 세안 후 랩마스크로 수분 증발을 막아주면 다음 날 피지 분비가 줄어드는 것을 볼 수 있습니다. 피지 분비를 줄이는 가장 좋은 방법은 피부에 70%의 수분을 유지해주는 것이기 때문입니다.

Q 피지 분비 억제제를 먹으면
실제로 효과가 있나요?

A 피지 분비 억제제는 말 그대로 피지를 억제하는 약입니다. 억제제를 복용하면 과다하게 분비되던 피지량이 줄고 여드름이 줄어듭니다. 그러나 복용을 중단할 경우 억제되었던 피지량이 몇 배로 늘어나는 경우가 생겨 트러블이 더 일어나는 사례도 많습니다. 더욱이, 오랜 시간 복용할 경우 피부가 건조해지고 자체적인 수분까지 빼앗겨 각질이 일어나거나 피부가 가려운 소양증까지 생길 수 있으니 가능하면 전문가와 상담하시길 바랍니다.

제 5 장

지긋지긋한 블랙헤드

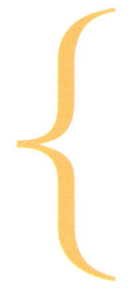 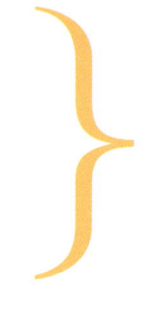

01
블랙헤드가 생기는 이유

 간, 심장, 신장, 대장, 위장이 신체에서 매우 중요한 기관이라는 것을 모르는 사람은 없다. 그러나 피부 표피가 중요하다는 것은 대부분 모른다. 0.1mm도 채 되지 않는 얇디얇은 표피에서 생리 작용을 하는 수많은 세포의 소중함을 깨달으면 표피를 깎고 녹이고 밀어내는 만용을 부릴 수 없게 된다.

 블랙헤드로 고민하는 사람들 중 대개는 모공과 피지에 많은 관심을 갖는다. 하지만 정작 블랙헤드가 생기는 진짜 이유는 별로 생각하지 않는다. 그러면서 블랙헤드 또는 화이트헤드 없애는 방법을 고민한다.

그리고 블랙헤드를 제거한다는 수많은 제품을 사용해보지만 그로 인해 상황이 더 악화되는 것을 알지 못한다. 물론 잘못된 마케팅 때문이긴 하지만 블랙헤드와 화이트헤드에 대한 정확한 정보를 모르는 우리의 잘못도 있다. 결론부터 말하면 우리는 블랙헤드로부터 도망칠 수 없다.

모공을 막는 블랙헤드와 사투를 벌여본 사람이라면 여간 쉬운 일이 아니라는 것을 알 것이다. 하지만 표피의 중요성을 인식하고 습관화를 하면 분명 줄일 수는 있다. 그렇다면 블랙헤드는 왜 생기는지부터 알아보자.

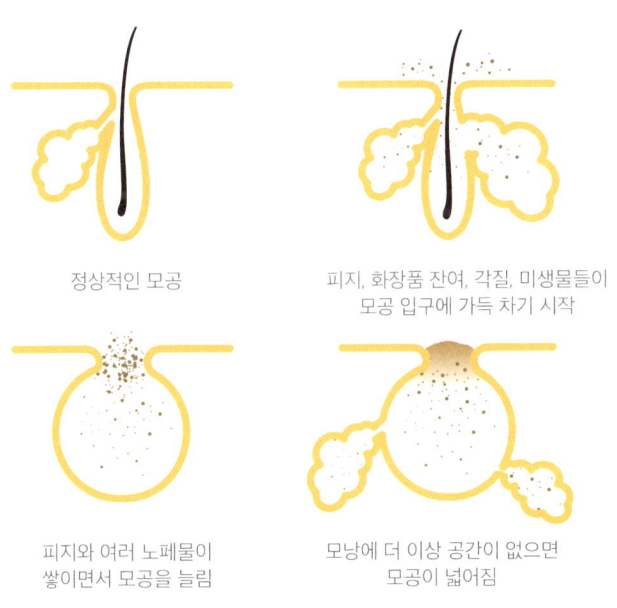

정상적인 모공

피지, 화장품 잔여, 각질, 미생물들이 모공 입구에 가득 차기 시작

피지와 여러 노폐물이 쌓이면서 모공을 늘림

모낭에 더 이상 공간이 없으면 모공이 넓어짐

블랙헤드가 생기는 과정

블랙헤드는 피부에 검은 점이 박힌 것처럼 끝이 거뭇하게 생긴 비화농성 여드름을 일컫는다. 정확히 말하면 땀과 피지, 먼지, 노폐물이 모공 밖으로 배출되지 못하고 만들어진 덩어리이다.

그리고 피지는 사람 피부에 윤기를 주는 유용한 기름 성분으로 30% 정도 차지하고 있다. 30%의 피지와 화장품 유분, 미세먼지, 각질이 모인 60~70%의 기름기는 오랜 시간 햇빛에 노출되면 산화되어 갈색으로 변색된다.

이때 열린 모공을 통해 공기와 산화된 피지가 검은색으로 변한 것이 블랙헤드다. 화장품 또한 유분이 많기에 산화의 과정을 피할 수 없다. 코 부분에 블랙헤드가 특히 많이 생기는 이유는 T존 부위에 피지 분비가 가장 활발한 지선성 모공이 많기 때문이다.

쉽게 말해서 밤낮이 바뀐 생활환경으로 피지 생성을 촉진시키는 호르몬 분비에 의해 피지 분비가 많아지고, 유분이 함유된 화장품을 그 위에 덧발라 모공을 숨 쉬지 못하게 하면서 세안은 철저히 하지 않는 환경이 블랙헤드를 계속 생성하는 것이다.

이를 제거하고자 표피를 더욱 얇게 만드는 과정은 피부를 더 건조하게 만들고 그 결과 블랙헤드가 다시 생성되는 악순환이 반복된다.

원인을 알고 예방하자. 다음을 체크해보고 세 개 이상 체크되었다면 블랙헤드가 생기기 좋은 피부 상태를 스스로 만들고 있다는 신호다.

> **블랙헤드가 생기는 나쁜 습관에 체크해보자**
>
> ☐ 새벽 늦게까지 TV를 보거나 핸드폰을 한다.
> ☐ 화장품을 1개 이상 사용한다.
> ☐ 세안이 5분 이내로 끝난다.
> ☐ 코팩이나 각질 제거 스크럽을 사용한다.
> ☐ 피지 억제제를 복용한 적 있다.
> ☐ 비누 세안을 한다.
> ☐ 물을 잘 마시지 않는다.

다음의 방법들은 돈도 많이 들지 않고 간단하다. 표피가 얇아질수록 노화는 점점 더 빨리 진행된다. 표피에 상처를 입히는 방법 말고 스스로 재생할 수 있는 방법을 실천하자.

> **블랙헤드가 생기지 않는 좋은 습관**
>
> ❶ 밤 10시부터 새벽 2시까지는 무조건 숙면하기
> ❷ 화장품 1~2개로 줄이기
> ❸ 따뜻한 물에 불리는 시간 포함 25~30분 동안 정성들여 세안하기
> ❹ 잠자기 전 랩마스크로 수분 증발 막기
> ❺ 가습기 사용하기
> ❻ 주 2회 천연 팩 하기
> ❼ 거울 자주 보지 않기
> ❽ 자신만의 방법으로 스트레스 풀기

02
코 블랙헤드의 유형

　사람에 따라 피부가 다름을 모르는 이는 없을 것이다. 모공도 마찬가지다. 그래서 피부와 모공에 맞는 관리가 중요하다. 하지만 자신의 피부, 모공을 정확히 파악하지 못하고 있는 사람들이 많아 안타깝다.

　코 블랙헤드와 모공 관리법에 대한 내용은 인터넷, 영상매체 등을 통해 매일 수도 없이 쏟아진다. 그러나 대부분은 체계적인 이론 설명을 뒤로한 단편적이고 원리에 맞지 않는 방법이다. 블랙헤드를 올바른 방법으로 관리하거나 차라리 그냥 둔다면 관리하기 힘든 유형으로까지 변하지는 않는다.

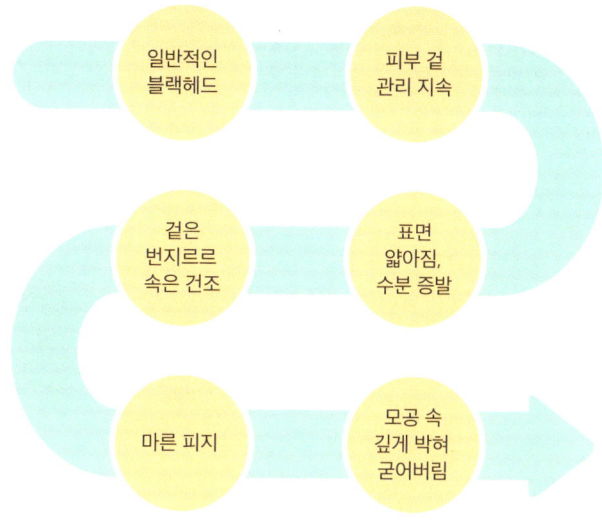

블랙헤드의 변화 과정

　모공 속 블랙헤드는 처음엔 일반적인 블랙헤드였으나 많은 정보에 따른 관리로 표피가 점점 얇아지고 겉은 번지르르한데 속은 당기는 증상이 나타난다. 그 후 피부에 세로주름이 생기기 시작하면서 각질이 일어나고 마른 형태의 블랙헤드가 만들어진다.
　이때 수분관리라도 제대로 해주었다면 모공 속에 박히는 참사는 없었을 것이다. 하지만 각질이 일어난 피부를 매끈하게 만들어 화장이라도 잘 되게 하자는 욕심으로 표피를 얇게 만드는 겉 관리를 반복하니 블랙헤드의 유형이 바뀔 수밖에 없다.

　참고로 글이나 사진만 보고 모공 유형을 파악하기란 쉽지 않다.

그러니 다음을 보고 '나와 비슷한데 효과가 있었다니 따라해보자' 라는 섣부른 생각은 하지 않길 바란다.

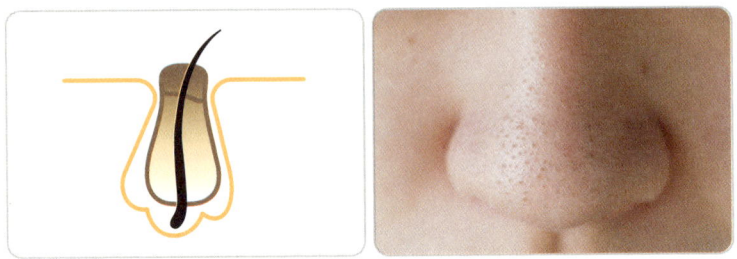

일반적인 블랙헤드의 피부 단면과 코

먼저, 뿌리 끝까지 검게 산화되어 모공 모양을 유지하는 **일반적인 블랙헤드**이다. 모공이 열려있고 블랙헤드가 살짝 돌출되어 비우기가 가장 용이하다.

관리도 비교적 쉽다. 깨끗이 세안한 뒤 블랙헤드의 머리가 올라와 있을 때 살포시 눌러주면 된다. 방법에 따라 뿌리 끝까지 잘 나오기도 한다.

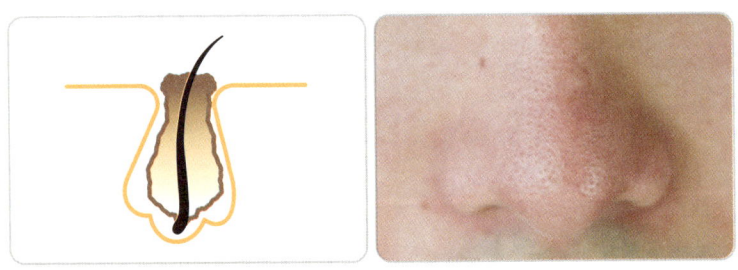

굳은 피지의 피부 단면과 코

굳은 피지는 모공 입구가 좁고 피부에 수분이 부족해 피지와 블랙헤드마저 말라버린 유형이다. 모공 내벽에 붙은 피지가 잘 떨어지지 않아서 비우기도 힘들고 비운다고 해도 끊어지기 쉽다.

때문에 오랜 기간 꾸준히 하는 관리가 중요한데, 오일로 살살 마사지한 뒤 따뜻한 물로 찜질해 제거하는 것이 바람직하다.

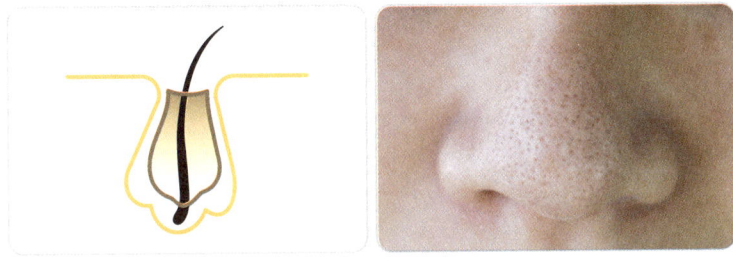

박힌 피지의 피부 단면과 코

박힌 피지는 모공 입구보다 블랙헤드가 오목하게 들어가 박혀있는 유형이다. 표피가 두꺼워져 과각질 현상이 일어나 블랙헤드를 비우기 쉽지 않고, 비우고 나면 모공이 선명해진다.

박힌 피지는 불리고 마사지하는 방법을 반복해 두터운 모공 입구가 느슨해지기를 기다렸다가 피지가 올라오면 제거해주는 것이 좋다.

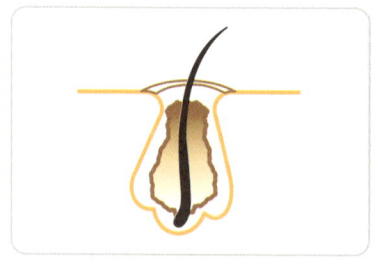 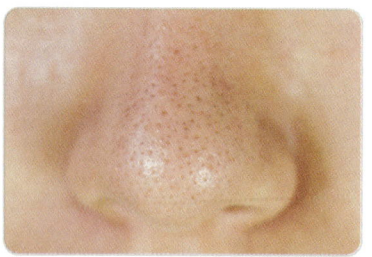

시술 피지의 피부 단면과 코

시술 피지는 보통 소릉과 소구를 매끈하게 밀어내는 레이저 시술 등을 받아서 생긴다. 블랙헤드는 박혀있고 피지는 건조된 상태에서 밀려난 피부가 다시 복구되면서 모공 입구에 이중막이 형성되는 경우다. 제일 힘겨운 케이스이며 관리 기간도 길게 잡아야 한다.

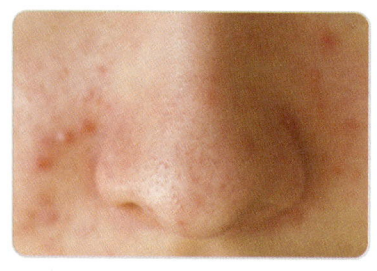

염증 피지는 피부와 맞지 않는 성분이 모공 속에서 염증을 일으켜 여드름처럼 울긋불긋해진 유형이다. 피지만 줄어들면 가장 빠른 효과를 볼 수 있다. 시술 피지와 염증 피지는 잘못 건드리면 여드름으로 변해 더 큰 흉터를 남길 수 있으므로 전문가에게 맡기는 것을 추천한다.

염증 피지의 코

블랙헤드를 비우는 것도 중요하지만 그보다 더 중요한 것은 모공을 비우고 난 다음의 관리다. 모공 수축 제품을 발라 또 다시 가득 채우는 실수를 하지마라. 모공을 닫을 때는 수분만 채워줘도 충분하다. 정확하게는 수분 증발을 막아주는 것이다. 수분이 충분한 모공은 스스로 수축, 이완 운동을 잘할 뿐만 아니라 피지 분비도 줄어들게 하고 흉터를 완화한다.

  스스로의 피부 타입과 모공 유형이 어떠한지 제대로 파악하고 좋은 습관을 몸에 익히자. 올바른 관리법으로 아름답고 생기 있는 젊음을 유지하길 고대한다.

03
블랙헤드와 화이트헤드의 차이점

　자신도 모르는 사이 블랙헤드에 손을 대거나 세안할 때 까끌거리는 화이트헤드를 긁어본 적 있을 것이다. 피부의 모든 트러블은 손대지 말아야 한다는 것을 알면서도 검은깨처럼 박혀있는 블랙헤드를 보면 당장 뽑아버리고 싶은 마음이 솟구친다.
　특히 콧등에서 떠나질 않을 것 같은 블랙헤드, 이마 곳곳에 숨어있는 좁쌀 같은 화이트헤드까지 그 원인은 모두 피지다.
　호르몬이나 외부 환경에 의해 피지가 모공 위로 올라올 때 많은 양의 피지가 올라오면서 피부의 각질과 함께 덮이게 되는데, 평소에는 눈에 잘 띄지 않다가 화장을 하거나 햇빛에 노출되면 하얗게 보이는 것이 화이트헤드이고, 피지가 올라오면서 공기와 접촉해 산화되어 검게 변한 후 모공에 박히는 것은 블랙헤드다.

이 둘의 가장 큰 원인은 피지 과다 분비이다. 화이트헤드는 모공이 각질로 덮여 있는 상태라 여드름 발생의 초기단계다. 블랙헤드와 화이트헤드의 차이점을 알아보자.

블랙헤드는 하나의 피지선에서 나온 과도한 기름과 죽은 세포의 축적물로 모낭이 가득 차 입구에 마개 같은 것이 생성된 것이다. 쌓인 피지들이 산화되어 색이 검게 변해 눈에 선명히 보인다. 여드름으로 변할 확률은 낮고 비교적 모공을 비우기 쉬우며 흉터도 거의 생기지 않는다. 모낭의 입구가 열려있어서 개방 면포(Open Comedo)라고도 한다.

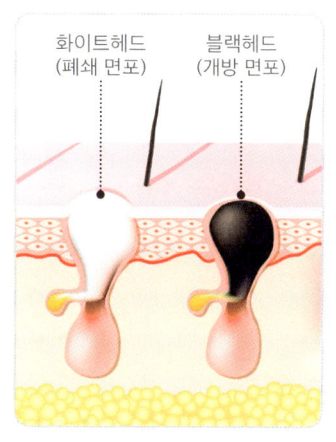

△ 피부 밑에 자리 잡아 산화되지 않은 화이트헤드와 모낭 입구가 열려 있어 산화되어 검게 변한 블랙헤드

화이트헤드를 정확히 아는 사람은 별로 없다. 하얀 색의 피지가 나와서 화이트헤드가 아니냐고 할 정도로 말이다. 화이트헤드도 피지 과다 분비에 의해 생기지만 블랙헤드와 달리 피지선의 이상에 의해 피부 밑에 피지가 축적된 상태다. 다시 말해서 블랙헤드는 피

지가 나오다가 그 양이 너무 많아 모낭을 막은 반면, 화이트헤드는 미처 나와 보지도 못하고 피부 밑에 자리 잡은 것이다. 때문에 블랙헤드처럼 산화되지 않아 거의 살색처럼 보인다. 대신 피부 표면에 오돌토돌한 것이 만져진다.

화이트헤드는 모낭이 닫혀 있는 상태이기 때문에 폐쇄 면포(Closed Comodo)라고도 한다. 그래서 산화되지 않는다. 대신 포도송이처럼 열려 있는 피지선이 다 비워지지 않아 피지가 남게 될 경우, 염증성으로 변할 수 있기에 전문 관리가 필수다.

또한 같은 자리에 반복해서 들어갔다 나오기도 한다. 그렇다고 선불리 손대지 말기를 바란다. 되풀이되는 염증에 속상하겠지만 포도송이 피지선이 다 비워지면 다시 올라오지 않으며, 여러 번 나누어 비우는 것이 흉터를 남기지 않는다.

블랙헤드와 화이트헤드는 선천적인 이유보다 과도한 화장품 사용과 무너진 생체리듬, 적절하지 못한 세안 같은 후천적인 이유로 더 많이 생긴다. 화장품 다이어트와 규칙적인 생활, 올바른 세안으로 충분히 줄일 수 있다는 것을 명심하길 바란다.

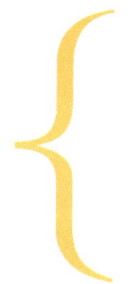 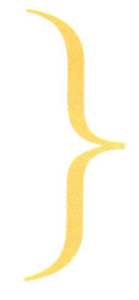

04
블랙헤드는 짜야만 한다

샵에는 자칭 블랙헤드 고수가 많이 온다. 스스로를 실험 대상으로 삼아 떠도는 정보에 따라 짜고 녹이고 흡입하는 방법까지 모두 체험한 사람, 병원에서 권장하는 시술을 받았지만 피부만 예민해져 오는 사람이 대부분이다.

나름의 고민과 스트레스 때문에 그랬다는 건 이해하지만 피부의 기본 원리를 모르면 오히려 더 악화되는 것을 모르니 답답할 뿐이다.

그렇다면 블랙헤드는 짜도 되는 걸까? 나는 개인적으로 짜면 안 된다고 한 최초 발언자를 만나고 싶다.

외국 피부관리사들은 오랜 시간 압출에 대해 공부한다. 비우는 것이야말로 모공을 깨끗하게 하고 아름다운 피부를 가꾸는 절대적인 조건이라고 믿기 때문이다. 그런데 우리나라는 유독 압출에 대한 교육이 많이 부족하다. 심지어 아예 없는 경우도 있다.

  블랙헤드로 고민하는 사람의 대다수는 블랙헤드를 짜면 모공이 더 넓어지는 것 아니냐고 질문한다. 그럼 난 이렇게 되묻는다. 손대 본 적도 없는데 넓어지는 경우는 뭐라고 설명하겠느냐고.

  표현부터 바꾸자. 블랙헤드를 짜는 것이 아니라 모공 속을 비우는 것이다. 모공 속을 비워낸다고 해서 모공이 더 넓어지는 것이 아니다. 비우면서 그간 넓어졌던 공간이 드러나는 것이므로 선명해진다는 표현이 맞다.

  땅도 잡초나 자갈을 치워주지 않으면 좋은 땅이 될 수 없다. 피부도 마찬가지다. 모공 속에는 피지도 많지만 다양한 화장품과 미세먼지도 많다. 모공을 비우지 않으면 줄어들 수도 없다.

  비우는 과정 중 손톱을 사용해서 흉터가 생겼다는 사람도 있다. 그러나 이는 비우는 방법과 사후관리가 제대로 이루어지지 않아 부작용이 생긴 것이다. 모공을 비우는 올바른 방법은 다음 장에서 설명하겠지만 일단 모공이 깨끗해야 수축도 가능하고 좋은 피부를 유지할 수 있다는 것을 유념하라.

  이것 또한 알아두자. 가득 채워져 있는 모공은 다시 태어나도 줄일 수 없다. 오랜 시간 블랙헤드와 모공을 연구하는 나도 가득 찬 모공을 줄이는 방법은 모른다. 하지만 비워진 모공은 줄일 수 있다. 시간과 돈이 들기는 하지만 안 되는 것은 없다.

05
몰래 온 손님 화이트헤드와 좁쌀여드름

　예전에는 블랙헤드만 피부 문제로 여겨졌는데 요즘엔 화이트헤드와 좁쌀여드름 고민도 늘고 있다. 피부학에서는 화이트헤드와 좁쌀여드름을 같은 맥락으로 보지만 나는 다르게 본다.

　피부 표면을 중심으로 밑으로 피지가 쌓이는 것은 화이트헤드, 표면 위로 붉은기와 염증이 나타난 것은 좁쌀여드름이다. 그리고 앞에서 이야기한 피부를 어려 보이게 하려는 목적으로 행한 시술 부작용으로 화이트헤드와 좁쌀여드름도 있다.

　그런데 대부분의 사람들이 화이트헤드나 좁쌀여드름을 어느 날, 갑자기 생긴 것으로 안다. 이는 잘못된 생각이다. 화이트헤드는 생각 외로 지구력이 강한 녀석이다. 어느 날 갑자기가 아니라 오랜 시간에 걸쳐 서서히 드러난다.

또한 화이트헤드는 후천적으로 생기는 피부 문제이다. 결론부터 말하자면 화이트헤드는 주인을 잘못 만나 모공이 숨 쉴 수 없다고 살려달라고 호소하는 것이다. 제대로 피부를 사랑해주기 위해 화이트헤드와 좁쌀여드름이 생기는 원인부터 살펴보자.

세안 좀 한다는 사람들한테 어떻게 세안하느냐고 물어보면 '이중 세안해요', '뽀드득 소리가 날 정도로 씻어요', '1주일에 한 번씩 각질 제거해요'라고들 한다.

하지만 생각해보라. 기초 공사부터 시작해서 자연스러운 물광 표현을 위한 파운데이션 몇 겹, 깊이 있는 눈매를 만드는 아이섀도, 사랑스러움을 표현하는 블러셔, 갸름한 V라인의 턱을 위한 쉐이딩, 마무리로 짙은 립스틱까지 가짓 수만 해도 엄청나다.

반면 클렌징 오일로 화장품 잔여물이 모공에 낄까 싶어 휘리릭 닦아내고 미지근한 물 서너 번 끼얹은 후 비누거품으로 헹궈 끝내는 세안. 화장하는데 1시간, 세안하는데 5분. 무언가 이상하다.

피지와 화장품 잔여물, 미세먼지는 5분이라는 짧은 시간에 빠지지 않는다. 이처럼 화이트헤드는 세안을 잘못해서 생기는 경우가 가장 많다. 연예인들이 아름다운 피부를 갖고 있는 이유가 화장 때문은 아니다. 화장을 지우는 것에 정성을 들이기 때문이다. 화장할 때만큼이나 세안할 때도 시간과 정성이 필요하다는 것을 명심하자. 세안은 아무리 강조해도 지나치지 않다. 지금부터라도 세안을 제대로 하면 화이트헤드는 생기지 않는다.

 좁쌀여드름은 성인이 된 후 생긴다하여 오춘기 여드름이라고도 불리며 피부에 맞지 않는 성분으로 인한 접촉성 피부염인 경우가 많다. 이렇게 발생한 좁쌀여드름은 사실 세안에 신경 쓰고 며칠 동안 수분 팩만 해서 염증을 일으켰던 성분이 제거되면 자연스레 줄어든다. 그러나 빨리 진정시켜보겠다고 이것저것 여러 성분들을 피부에 접촉시키면 악화된다. 잘 관리하면 화이트헤드보다도 편한 케이스다.

 화이트헤드와 좁쌀여드름에는 어떤 제품을 사용해야하느냐고 묻는 질문에 나는 '저녁에는 수분관리, 낮에는 에센스나 앰플 화장품 하나'라고 말한다. 화장품이 화이트헤드와 좁쌀여드름의 원인으로 크게 작용하기 때문이다. 절대 쓰지 말라고는 하지 않지만 줄여야 하는 것은 분명하다.
 특히 저녁에 바르는 화장품은 깨끗한 피부를 만드는데 악이다. 모공을 비우기 위해 깨끗하게 세안했는데 왜 다시 화장품으로 가득 채운다는 말인가. 건조하고 주름이 걱정된다는 말을 하는 사람도 있다.

그러나 피부가 건조한 사람은 어떻게 세안해도 건조하고, 어릴 때부터 비싸고 좋은 제품을 바른 사람도 나이가 들면 주름이 생긴다. 저녁에 수분을 잘 보유하면 다음 날 에센스 하나로도 충분하다.

화이트헤드와 좁쌀여드름은 갑자기 생기거나 일시적으로 생겼다 사라지는 것이 아니다. 오랜 시간 쌓여온 것인 만큼 관리법도 까다롭다. 괜히 화이트헤드를 잘못 건드려 흉터와 색소 침착을 남기지 마라. 더 늘어나지 않게 예방하는 것만으로도 훌륭한 관리다. 세안에 정성을 들이고 맞지 않는 화장품 사용을 줄여 저녁에는 피부가 쉴 수 있도록 아껴주자.

화이트헤드와
좁쌀여드름은 다른 건가요?

 저는 다르게 정의합니다. 화이트헤드는 모공 속에 피지가 쌓여있으나 겉으로는 잘 표시가 나지 않고 손으로 만졌을 때 오돌토돌하게 잡히는 것이고, 좁쌀여드름은 피부 표면에 옅은 붉은기를 띤 종기 모양으로 나타납니다.

그래서 저의 화이트헤드와 좁쌀여드름 관리법은 다릅니다. 전자는 모공 속을 비워주어 관리하고 후자는 모공 표피 위주를 관리합니다. 화이트헤드 예방을 위해서는 세안에 중점을 두어야하며 이미 생성된 것은 전문가의 관리가 필요합니다. 좁쌀여드름은 맞지 않는 성분이나 관리로 인해 생성되기 때문에 그 원인만 주의하면 수분관리로도 금방 깨끗한 피부를 유지할 수 있습니다. 보통 트러블을 빨리 없애고자 시도하는 방법들로 인해 더욱 나빠지게 되는 것이죠. 좁쌀여드름이 생겼다면 세안 후 아무것도 하지 않는 것이 가장 빨리 피부를 좋게 만드는 방법입니다.

알쏭달쏭 블랙헤드 Q&A

Q 블랙헤드를
그대로 두면 점이 되나요?

A 개방 면포인 블랙헤드는 검은깨가 박힌 것처럼 선명하게 보이나 점으로 변하지는 않습니다. 다만 잘못 건드려서 뿌리까지 비우지 못하고 남아있는 뿌리 위로 각질막이 생겨 점처럼 남는 경우도 있어요. 블랙헤드는 올바르게 비워야 깔끔하게 없어집니다.

Q 화이트헤드를 오래 방치하면
블랙헤드가 되나요?

A 블랙헤드와 화이트헤드는 조금 다릅니다. 블랙헤드는 개방 면포, 화이트헤드는 폐쇄 면포로 화이트헤드의 폐쇄된 모공 입구가 열린다면 블랙헤드가 될 가능성은 있지만 스스로 열리는 경우는 많이 없습니다. 다만 화이트헤드가 오래 방치되면 여드름으로 변할 수 있으니 세안에 신경써 주세요.

제 6 장

올바르고 확실한 블랙헤드 관리법

01
블랙헤드를
관리해야 하는 이유

　다른 사람은 신경도 안 쓴다고 하지만 블랙헤드가 점점 심해지면 스트레스를 받기 마련이다. 실제로 이를 없앨 수만 있다면 돈, 고통 모두를 감당하고자 하는 사람이 늘고 있다. 하지만 블랙헤드는 한 번에 없어지지 않는다. 깨끗한 코 피부를 유지하고 싶다면 전보다 더 오랜 시간 공들여 꾸준한 관리를 해야 한다.

　블랙헤드 관리가 필요한 이유는 세 가지다.
　첫째, 블랙헤드만 제거해도 **성형한 것만큼 예뻐진다.** 얼굴 중심에 있는 코는 첫인상을 좌우하는 중요한 부분이다. 코 블랙헤드로

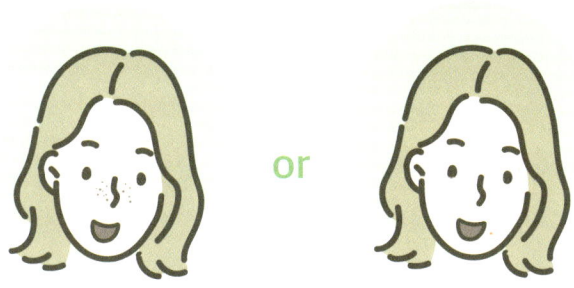

코에 블랙헤드가 있는 얼굴과 없는 얼굴

스트레스 받는 사람들이 다른 이의 시선으로부터 자유로울 수 없는 이유가 바로 여기 있다.

위의 두 얼굴 중 어느 것이 긍정적인 첫인상을 받을지 생각해보라. 굳이 많은 돈을 들여 관리하지 않아도 된다. 블랙헤드를 제거하고 꾸준히 관리만 해도 주변에서 피부 좋아졌다, 예뻐졌다는 말을 듣는다고 장담한다. 어떻게 관리를 하고 있는지 질문받는 것은 덤이다.

둘째, **관상학적으로** 코가 매끈하고 윤이 나면 **재물복이 들어온다**. 코는 재물과 관련되어 있고 중년운을 보는 중요한 곳이다. 코가 밝고 윤택하고 매끄러우면 부귀해진다고 하니 코 피부 관리는 필수다.

또한 코의 탄력은 자신감과 에너지를 나타내며, 코에 흉터가 있거나 주름, 잡티 등으로 살빛이 맑지 않고 좌우가 검으면 재운이 막혀 풍요로운 삶을 누리기 어렵다고 한다. 곧고 윤기가 흐르는 코를 만들어 세련되고 자신감 있는 멋진 사람이 되자.

셋째, 소확행으로 **삶이 아름다워진다.** 블랙헤드로 스트레스를 받았던 사람들은 관리를 받고 난 후 취업도 연애도 하게 되고, 자신감도 생겨 삶이 즐거워졌다고 말한다. 올바른 관리와 좋은 습관을 매일 반복하면 상처받은 자존감이나 대인기피증 따위 잊을 수 있을 것이다.

블랙헤드 관리는 생각보다 어렵지 않다. 안 된다고, 귀찮다고, 어렵다고 포기하지 마라. 지금까지 실패했다고 해보지도 않고 단정하지 말기 바란다. 인내심을 가지고 올바른 방법으로 꾸준히 노력하면 흉터나 부작용 없이 민낯으로 다닐 수 있는 코 피부 미인이 된다.

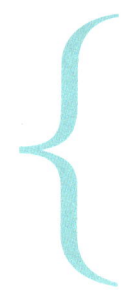

02
블랙헤드 제거 방법의 장·단점

항간에 떠도는 다양한 블랙헤드 제거 방법은 뫼비우스의 띠와 같다. 사람들은 뛰어난 효과는 없고 부작용이 생길 것을 알면서도 빨리 없애야겠단 생각에 계속 녹이고 불리고 문지르고 짠다.

블랙헤드를 제거하는 것이 나쁘다는 것이 아니다. 비우는 것에 대한 부정적인 견해가 상당히 많지만, 근본적으로는 모공을 막고 있는 피지를 제거하는 것이 옳다. 내가 임상적으로 확인한 결과도 비운 후 모공을 수축하는 것이 훨씬 효과적이다. 꽉 막혀있는 모공이 작아지고 피지가 줄어들 수는 없다.

블랙헤드 제거 방법에 대해 알아보기 전 이것 먼저 알아두자. 피지덩어리인 블랙헤드는 깊게 있기 마련이다. 물론 아주 얕게 있는 경우도 있다. 하지만 한 번씩 손으로 짜보거나 코팩을 이용해 제거해본 사람들은 피지가 결코 점처럼 작고 표면에 있지 않다는 것을 이미 파악했을 거다. 그랬다면 블랙헤드로 스트레스를 받을 일이 있을 리도 없다. 어떻게 블랙헤드를 제거하는 것이 효과적일지 여러 방법의 장·단점을 정확히 알아보자.

먼저 **오일**로 녹이는 방법이다. 피지는 기름 성분이기 때문에 기름으로 녹이면 블랙헤드가 제거된다고들 한다. 아마도 유분 성분의 메이크업을 지울 때 오일을 사용하면 효과가 있는 원리를 이용한 듯하다. 물론 블랙헤드가 먼지처럼 표면에 살짝 묻어있다면 오일로 없어질 수 있다. 아니, 세안만으로도 깨끗해진다. 하지만 블랙헤드는 피부 속에 있는 모공에 박혀있는 것이기에 큰 효과가 없다.

두 번째는 **불려서 긁어내는 방법**이다. 이는 모공을 통해 피지 연화액이 흘러들어가 안에 있는 피지를 부풀게 하여 솟아오르게 하는 원리를 이용한 방법이다. 피지 연화액은 주로 다음과 같은 성분들로 이루어져있다.

- **소듐라우릴셀페이트** : 딱딱한 각질 및 피지 불림
- **위치하젤, 페퍼민트, 레몬밤 등** : 모공 속 침투 유도
- **AHA** : 각질층 녹임

피지 불리는 제품을 이용해서 블랙헤드가 올라오면 내 눈으로 직접 확인할 수 있으니 금방 효과를 보는 것 같이 느껴진다. 방법도 까만 면봉으로 올라온 블랙헤드를 긁어내듯 제거하는 것이 끝이라 간단하다.

하지만 안타깝게도 블랙헤드는 다음 날 다시 가득 채워져 있을 것이다. 또한 이런 제품은 피부 각질층을 녹이는 성분으로 인해 피부 보호막이 얇아져 자주 이용하면 건조함으로 인한 피지 과다 분비가 이루어진다.

세 번째는 **코팩**으로 떼어내는 방법이다. 블랙헤드를 빠르게 제거하고 싶은 사람들에게 인기 있는 떼어내는 코팩은 가격이 저렴하면서도 사용하기 편해 매년 종류가 다양해진다. 그 덕분에 블랙헤드가 박힌 피지로 변하고 피부 각질층이 두꺼워지는지도 모르고 말이다.

사용해본 사람은 알겠지만 블랙헤드 뿌리까지 나오는 코팩은 처음에는 피부 자극이 있지만 뽑히는 재미가 더 커서 계속 사용하게 된다. 그러나 그것도 몇 번뿐이다. 사용하면 할수록 빠지는 블랙헤

드가 적어진다. 블랙헤드가 점점 깊숙이 들어가기 때문이다.

  블랙헤드가 코팩에 붙을 수 있게 돌출되어 있다면 한 번에 쏙 빠지는 신세계를 볼 수 있지만, 박힌 피지의 경우 피부 각질층만 떨어져 나가게 된다. 결국 피부와 모공 표면이 점점 두꺼워져 코에서 달 분화구를 볼 수 있다.

  네 번째는 **스크럽제**를 이용하여 각질층을 깎아내는 방법이다. 스크럽이란 미세한 알갱이를 피부에 가볍게 문질러 각질을 제거하는 피부 관리의 일종이다. 암석 가루, 모래, 땅콩, 조개껍데기, 마이크로비즈, 설탕, 소금 같은 연마제가 포함되어 있어 피부에 미세한 스크래치를 내고 자극을 준다.

  피부에 알갱이들을 문지르면 연마 작용으로 인해 소릉과 소구의 구분이 없어질 정도로 일자로 깎인다. 덕분에 피부가 매끄럽고 깨끗해진 듯 보이지만 실제로는 피부가 손상된 것이며, 며칠 지나면 다시 거칠거칠해지는 악순환이 반복된다. 강한 스크럽제를 사용하는 것은 마치 피부에 사포질을 하는 것과 같다. 부디 얼마나 위험한 방법인지 인지하길 바란다.

  다섯 번째는 **BHA 성분**을 이용해 블랙헤드를 녹이는 방법이다. BHA는 일종의 산(Acid)으로 베타하이드록시산(Beta Hydroxy Acid)으로 불리며 각질 제거 효과가 뛰어나다는 장점이 있다. 주로 화장품에 활용되지만 농도를 높여 박피나 필링에도 사용된다.

많은 사람이 인터넷에서 블랙헤드 제거에 BHA 성분이 효과가 있다는 정보를 얻는다. BHA에 들어 있는 약한 산 성분이 피부 맨 위 각질층을 얇게 녹이는 원리이다.

이는 피부가 깨끗해 보일 수는 있으나 모공 속 블랙헤드를 녹이는 데에는 몇 년을 사용해도 큰 효과가 없다. 주의할 점은 이것이 모든 사람에게 효과가 좋다는 보장은 없다. 피부가 얇고 열이 많은 경우 BHA 성분을 사용하면 오히려 건조해지고 피지 분비가 더 활성화된다.

여섯 번째는 **피지흡입기**를 이용한 압출이다. 블랙헤드를 비우는 과정 중 통증이 느껴질 수 있는데 이를 완화하기 위해 출시된 기구가 피지흡입기이다. 그러나 모공 속에 있는 블랙헤드만 흡입되면 좋겠으나, 수분이 부족한 굳은 피지나 모공 깊이 박혀있는 피지를 집중 흡입할 경우 피부 자극으로 인해 쓸림 또는 멍이 드는 부작용이 생기기도 한다.

마지막으로 **코메도**를 이용한 압출이다. 이 방법은 블랙헤드든 박힌 피지든 굳은 피지든 어느 종류의 피지라도 쉽게 비운다. 모공 속에 있는 뿌리까지 비워진다는 전제 하에 관리 후 깨끗하게 보이는 것은 이 방법이 탁월하다. 단 잘못하면 흉터가 남을 수 있으니 주의해야 한다. 무조건 누르는 것이 아니라 지렛대 원리를 적용해 모공이 숨 쉴 수 있는 틈을 만들어 끝만 살짝 밀어주듯 눌러야 한다.

중요한 것은 블랙헤드는 모공 속에 있으며 압출을 하는 방법 외에는 모공 표면만 관리한다는 것이다. 어떤 방법을 택하더라도 모공 유형에 따라 피지가 줄어들 때까지 꾸준히 제거해야 한다. 그리고 비우고 난 뒤 어떻게 관리하느냐에 따라 효과를 볼 수도, 더욱 심해질 수도 있음을 명심하길 바란다.

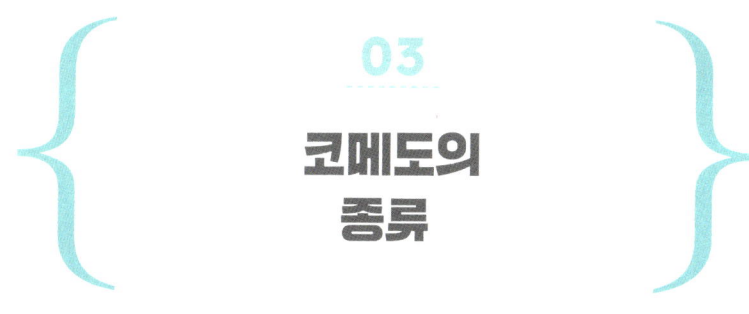

03
코메도의 종류

　내가 어릴 땐 지금의 국자모양 코메도와 비슷한 원리로 블랙헤드를 비웠다. 볼펜의 동그란 입구를 모공에 맞춰 블랙헤드를 꾹 눌러주면 피지덩어리가 쏙 하고 빠져 재미와 깨끗함을 동시에 느낄 수 있었다.

　세상이 발전하며 블랙헤드를 제거하는 도구도 국자, 고리, 핀셋 모양의 코메도부터 가장 최신에 나온 피지흡입기까지 많이 진화하고 다양해졌다. 하지만 늘어난 종류에 비해 올바른 사용 방법은 적게 알려져있다. 피지 유형에 따른 도구 선택에 대한 정보는 더더욱 없다. 아직까지도 짜는 것은 피부에 좋지 않다는 고정관념 탓이 클

것이다.

블랙헤드에 대한 정보들이 난무하면서 비우기 좋게 모공 위로 올라와 있는 블랙헤드 유형을 점점 찾아보기 힘들다. 모공 겉 관리를 지향하다보니 블랙헤드가 속으로 더욱 깊게 박히는 것이다. 피부 보호막이 얇아지면서 수분이 부족해져 모공 내벽에 붙는 경우, 피부 각질층을 깎아내는 관리로 모공 입구가 막혀 블랙헤드가 나오지 못하는 경우도 허다하다.

그나마 여러 관리법 중 코메도를 사용하는 것이 가장 좋다. 이를 바르게만 사용한다면 좋은 효과를 얻을 수 있다. 코메도 종류에 따른 장·단점과 사용하기에 적합한 피지 유형을 알아보자.

압출 방식은 도구를 사용하든 사용하지 않든 약간의 부작용이 따른다.

- 각질이 일어난다.
- 얼룩덜룩한 색소침착이 생긴다.
- 피부가 패인다.
- 짜고 난 자리에 트러블이 생긴다.

그러나 위의 부작용에 대한 두려움은 버려라. 각질이 일어나는 것은 수분관리로 잠재울 수 있고 색소침착은 각질이 탈락하면서 없어지며 피부가 패이는 것은 올바른 방법으로 사용하면 문제가 없다. 블랙헤드나 피지를 뿌리까지 비워주는 인내심만 있으면 트러블은 안 생긴다. 단 한 번에 모든 것을 해결하려는 욕심을 버려야 한다. 피지 관련 관리는 인내심과의 싸움이다.

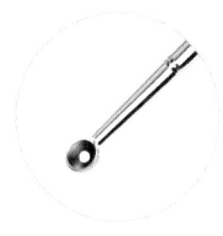

먼저 **국자 모양의 코메도**이다. 블랙헤드, 굳은 피지, 트러블성 피지에 주로 사용하는 완만한 국자 모양의 이 코메도는 곡선 모양이 통증을 완화시킨다. 모공 수와 피지량이 많은 코를 빠르게 관리할 수 있으며 색소침착이 많이 생기지 않는다는 장점이 있다. 하지만 뿌리까지 비우기 어렵고 비운 후 남은 블랙헤드가 거무스름하게 보인다.

고리 모양의 코메도는 블랙헤드, 굳은 피지, 박힌 피지, 트러블성 피지, 시술 피지에 사용된다. 모공을 세심하게 비울 수 있으며 뿌리까지 비워지면 닫힌 모공을 볼 수 있다는 장점이 있다. 그러나 통증이 강하고 세게 눌러 사용할 때 색소침착이 생긴다.

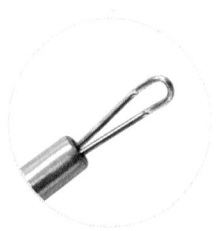

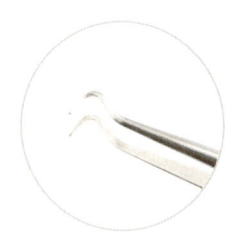

핀셋 모양의 코메도는 블랙헤드에 주로 사용된다. 모공 위로 올라와 있는 블랙헤드를 족집게처럼 잡아 아프지 않게 뽑을 수 있다. 그러나 보통 올라와 있는 블랙헤드가 적고 피부가 같이 잡혀 통증이 있으며 잘못 사용하면 피부가 벗겨지는 단점이 있다.

마지막으로 코메도는 아니지만 비슷한 역할을 하는 **피지흡입기**이다. 블랙헤드와 트러블성 피지에 사용되며 넓은 부위의 하얀 피지를 흡입한다. 통증이 덜하다는 장점이 있지만 강한 흡입력은 자국이 남거나 약한 흡입력은 블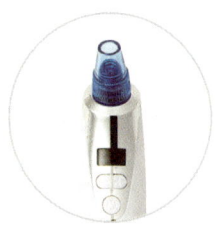
랙헤드가 빠지지 않는다는 단점이 있다. 또한 뿌리까지 비워지지 않아 다음날 거뭇한 블랙헤드가 그대로 보이기도 한다.

코메도는 어떤 것이 가장 좋다는 정의가 없다. 몇 가지를 함께 사용하며 방법을 터득하면 흉터를 남기지 않고 깨끗하게 비울 수 있다.

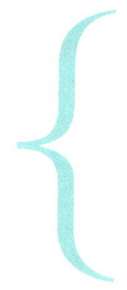 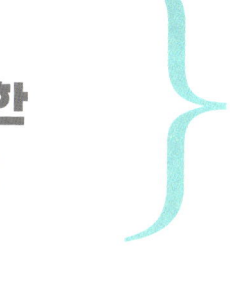

04
초보자도 가능한 코메도 사용법

 압출에 대해 제대로 배워본 적 없는 사람들은 원리나 방법을 모르기에 어렵다고 한다. 하지만 전문가들도 처음부터 비우기의 달인이었던 것은 아니다. 나도 처음엔 모공 끝을 살짝 눌러주면 된다는 추상적인 말에 정확한 위치, 적당한 압력은 무엇인지 가늠할 수 없었다. 잘못된 방법으로 인해 코 위에 거무튀튀한 자국이 늘어났고 흉터가 생기기도 했으며 익숙하지 않은 기구를 뒤로 하고 손톱으로 압출하여 피부에 상처를 낸 적도 많았다.
 나 같은 실수를 하는 사람을 줄이기 위해 이번에는 모공을 비우는 원리와 흉터 없이 블랙헤드를 압출하는 방법에 대해 알아보자.

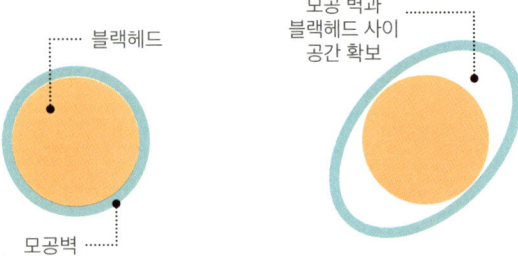

모공 내벽과 블랙헤드 사이에 공간을 만들어주면 블랙헤드를 쉽게 비울 수 있다.

블랙헤드는 어떻게 해야 잘 빠질까? 통조림 햄을 예시로 들겠다. 통조림 햄의 경우 칼이나 포크로 빼면 햄의 모양이 부스러진다. 바닥에 내리쳐도 쉽게 빠지지 않는다. 햄이 잘 안 빠지는 이유는 통조림 캔의 옆면과 햄 사이에 공간이 없는데다 캔 밑면에 공기가 들어가지 못해 순간적인 진공상태가 만들어지기 때문이다. 이는 블랙헤드가 꽉 차 있는 모공과 거의 일치한다.

그렇다면 햄을 잘 빼내려면 어떻게 해야 할까? 통조림 캔과 햄 사이에 공간을 만들어주면 쉽게 빠진다. 나는 주로 캔을 흔들거나 따뜻한 물에 담근다. 그러나 코는 흔들거나 뜨거운 물에 담글 수 없다. 대신 이와 유사한 원리로 스팀 타월을 많이들 사용한다. 하지만 스팀 타월은 금방 식어 블랙헤드가 다시 굳어버린다. 그렇다고 스팀 타월을 오래 해봤자 그다지 뛰어난 효과가 나오지 않는다.

핵심은 통조림 캔과 햄 사이에 공간을 만드는 것이다. 모공 또한 내벽과 블랙헤드 사이의 공간을 만들어주면 블랙헤드를 쉽게 비울 수 있다. 즉 모공을 양방향으로 늘려줘야 한다. 그런 다음 코메도로 모공 끝을 살짝 누르면 된다.

  한 번에 잘 되지 않는다고 포기하지 마라. 여러 방향으로 늘려주며 사방의 모공 끝을 눌리주면 어느 쪽이든 쉽게 빠지는 곳이 있다.
  또 한 가지 유념해야 할 것은 비우고자 하는 모공 포인트를 정하는 것이 좋다. 모공이 많아 어느 한 곳을 정하기엔 어렵겠지만 모공 벽과 블랙헤드의 사이를 잘 만들어줘야 쉽게 비워지니 하나의 모공에 집중해라.
  전문가인 내가 시술해도 한 번에 깨끗해지기란 쉽지 않은 일이니 혼자서 한다는 것은 더욱 어려울 것이다. 하지만 불가능한 것도 아니다. 기술은 경험에서 성장하니까 몇 번 반복하다보면 손에 익어 편해질 것이다.

코메도 사용 시 주의 사항

❶ 사용 전·후 코메도 소독은 필수다
소독용 알코올에 30분 정도 담가두면 세균으로 인한 2차 염증을 줄일 수 있다.

❷ 세안 후 사용하는 것이 좋다
따뜻한 물에 세안하면 모공이 열려 비우기가 용이하다.

❸ 한 번에 비워지지 않는 모공은 욕심내지 말고 다음으로 미뤄라
덜 비워진 모공은 나중에 블랙헤드가 밀려 올라오게 되어 있으니 인내심을 가지고 관리해라.

❹ **붉거나 딱딱하게 부은 여드름은 압출하지 마라**
상황을 더 악화시켜 화농성 여드름으로 변할 수 있으며 통증과 피부 손상을 남기므로 피해야 한다.

❺ **염증이 있는 여드름은 전문가에게 맡겨라**
잘못 짤 경우 같은 자리에 계속 염증이 생기고 점점 커져 흉터가 생긴다.

{ 05
여러 세안 도구와
모공 브러쉬 }

앞에서 말한 것같이 블랙헤드와 화이트헤드가 생기는 이유는 깨끗하게 마무리되지 않는 세안이다. 즉 후천적 피부 스트레스라는 것이다. 우리가 피부에 사용하는 제품과 미세먼지, 노폐물을 모공 속에 남기지 않는다면 넓은 모공으로 고민할 필요도, 거뭇한 블랙헤드로 속상해할 필요도, 트러블 때문에 스트레스 받을 필요도 없어진다.

집안 청소를 할 때 손으로만 하는 것보다 빗자루나 걸레 같은 청소도구가 있으면 더 효율이 늘어난다. 세안도 마찬가지이다. 모공 고민을 반으로 확 줄일 수 있고 웬만한 피부 관리보다 효과가 뛰어난 세안 도구의 장·단점을 알아보고 모공 청소에 특히 탁월한 모공 브러쉬를 살펴보자.

- **페이스 타월**은 세안 후 뽀드득 소리가 날 정도로 말끔히 씻긴 느낌을 준다. 그러나 피부 보호막이 없어져서 피부 당김과 건조함이 생긴다.
- **실리콘 브러쉬**는 혈행을 활발하게 해 마사지 효과가 좋다. 그러나 거품이 잘 생기지 않고 오래 사용할 시 자극으로 인해 화끈거릴 수 있다.
- **해면**은 부드러운 사용감과 풍성한 거품 세안을 할 수 있게 도와준다. 그러나 모공 속까지 깨끗하게 세안되지는 않는다.
- **모공 브러쉬**는 모공 속까지 꼼꼼히 세안이 가능하다는 장점이 있다. 하지만 인공모의 경우 피부가 벗겨져 따가울 수 있다.

아무리 기능이 좋다는 청소기도 좁고 구석진 곳은 청소하지 못한다. 피부 또한 넓은 볼과 이마는 손으로 씻어도 충분히 깨끗해지지만 소구, 즉 모공이 있는 오목한 곳은 손으로 씻을 수 없어 모공 속으로 들어갈 수 있는 작은 도구가 필요하다.

모공 브러쉬는 이에 안성맞춤이다. 다만 모가 뻣뻣하고 굵은 경우 오히려 피부에 상처만 낼 뿐 깨끗해지지 않는다. 부드럽고 자극이 없는 모여야 한다.

한때 매스컴에서 각광받은 모공 브러쉬가 있었다. 이는 세안에 탁월하다는 사실을 대중에게 알리는 데 큰 역할은 했지만 인공모와 천연모의 차이점을 알려주진 못했다. 나의 고객들도 그 제품을 구입해 사용했으나 피부가 벗겨져 수포가 생기거나 벌겋게 달아올라 따가운 증상을 호소하기도 했었다.

인공모와 천연모는 가격 차이는 물론 모질에서도 확연히 차이가 난다. 인공모는 인위적으로 만들어진 모로 피부를 마모시키지만, 천연모는 다람쥐 털이나 족제비 털로 만들어져 피부가 아닌 모가 마모된다. 또한 피부 부작용이 없는 천연모와 달리 인공모는 가벼운 문지름에도 피부가 따갑고 붉어져 수포가 생길 수 있다. 따라서 피부 손상 없이 모공을 깨끗하게 세안하려면 천연모 브러쉬를 추천한다. 참고로 인공모 브러쉬는 모가 일자로 잘려있지만 천연모 브러쉬는 잘리지 않고 가지런히 모여있다.

나는 모공 브러쉬를 추천하지만 페이스 타월이나 해면을 사용하는 사람도 있을 것이다. 어느 방법이든 자신에게 맞는 도구를 사용해 모공을 깨끗하게 청소해주면 된다. 다만 스스로의 피부 타입을 제대로 알고 적합한 도구를 선택하길 바란다.

Q 스크럽 제품을 가끔 사용하곤 하는데 베이킹소다나 쌀겨가루 같은 걸로 살살 문지르는 것도 안 좋은지 궁금합니다.

A 스크럽제나 쌀겨가루로 문지르는 것은 피부를 마모시키는 방법이에요. 거친 피부를 매끄럽게 하기 위해 만들어진 방법이지만 피부 표피가 얇은 황인종에게는 오히려 피부가 점점 얇아져 수분이 증발되고 또다시 모공이 넓어지는 악순환이 반복된답니다. 차라리 천연 팩을 만들어 도포하시고 랩을 씌운 후 1시간 정도 후 헹구고 다시 랩으로 보호해주는 것이 좋습니다.

Q 블랙헤드를 불리거나 녹이는 제품을 사용하는 것이 잘못된 방법인가요?

A 잘못된 방법은 아니지만 불리거나 녹이는 제품의 경우 피지를 불리기도 하지만 피부 각질층을 녹이는 성분도 들어 있습니다. 각질층이 녹으면 피부는 점점 건조해져 피지 분비가 늘어나고, 늘어난 피지가 공기 중에 산화되어 더욱 거뭇하게 보인답니다. 가능한 제품을 사용하지 않고 세안 후 불려진 블랙헤드를 제거하는 방법을 추천드리고 싶습니다.

알쏭달쏭 블랙헤드 관리법 Q&A

Q 모공 브러쉬를 쓰면 모공이 넓어지나요?

A 모공 브러쉬는 모공 속 오목한 부분을 청소하는 데 용이한 도구입니다. 브러쉬를 사용해서 모공이 넓어지는 것이 아니라 인공모로 인한 피부의 마모로 인해 예민해지고 벗겨지는 부작용이 생기는 거랍니다. 브러쉬를 구매하실 때 꼭 다람쥐나 족제비의 털로 만들어진 천연모인지 확인하는 꼼꼼함이 필요합니다.

Q 떼어내는 코팩을 사용하면 모공이 넓어지나요?

A 넓어질 수 있습니다. 떼어내는 코팩은 피부에 흡착된 후 표피와 블랙헤드를 물리적으로 뜯어냅니다. 블랙헤드의 윗부분이 모공 위로 나와 있을 때는 뿌리까지 빠지지만 박혀있을 경우 피부 표피만 떨어져 나가게 됩니다. 그러면 피부는 점점 두터워지고 블랙헤드는 더 깊숙이 박히게 됩니다. 그래서 사용하면 할수록 효과가 미비해지며 모공이 뚜렷이 보이고 넓어지게 됩니다.

Q 코메도를 사용하면
훙터가 생긴다고 들었습니다.
면봉이 더 안전할까요?

A 모공 흉터가 생기는 이유는 코메도를 사용해서라기보다 올바른 사용법을 모르고, 한 번에 없애고자 하는 욕심, 사후관리가 미흡해서입니다. 코메도를 사용할 때 무조건 눌러서 비우는 것이 아닙니다. 모공이 비워질 충분한 시간과 블랙헤드가 비워질 공간이 확보되어야 코메도 사용이 수월해집니다.

모공이 잘 안 비워질 때 끝장을 보겠다는 욕심으로 지속적인 압력을 주면 피부가 상처를 입어 방어막을 쌓게 되어 흉터처럼 보이기도 합니다. 코메도를 사용하기 전에 모공이 잘 비워질 수 있는 환경조성이 제일 중요하다는 것을 기억해주세요.

부드러운 재질로 이루어진 면봉은 피부에 자극 없이 블랙헤드를 제거할 수 있으나 뿌리까지 비우기에는 조금 미흡합니다. 자신의 모공 상태에 따라 선택하여 사용하시면 됩니다.

Q 블랙헤드를 제거하는
여러 방법의 장단점이 무엇인지 비교해주세요.

A 블랙헤드 제거 방법에는 다음과 같은 7가지 방법이 있습니다. 장단점을 비교해드릴게요.

알쏭달쏭 블랙헤드 관리법 Q&A

구분	장점	단점
스크럽	· 일시적으로 피부 표면이 매끈하고 윤기가 난다.	· 모공 속 블랙헤드는 그대로다. · 표피가 얇아진다.
BHA	· 각질 제거 효과가 뛰어나다. · 사용이 간편하다.	· 얇고 열이 많은 피부의 경우 피부가 건조해지고 피지 분비가 활성화된다.
오일	· 피부 손상이 적고 자극이 없다.	· 눈에 띄는 효과를 볼 수 없다. · 피지와 오일 성분이 만나 블랙헤드가 짙어진다.
불리기	· 긁어낸 후 일시적 블랙헤드가 줄어든 듯 보인다.	· 효과가 하루면 원상 복구된다. · 블랙헤드 뿌리 부분은 모공 속에 그대로 남아 있다.
코팩	· 블랙헤드가 뿌리까지 빠져 개운하다.	· 뜯어낼 때 피부가 함께 손상돼 피부가 두터워진다. · 자주 사용하면 박힌 피지로 변한다.
피지흡입기	· 한꺼번에 많은 블랙헤드를 압출이 가능하다	· 흡입하면 자극으로 인해 피부 쏠림과 멍이 들 수 있다. · 굳은 피지나 박힌 피지는 잘 안 빠진다.
코메도	· 블랙헤드가 뿌리까지 빠진다. · 다른 방법에 비해 지속력이 길다 · 어느 피지 유형이라도 효과가 있다.	· 통증이 있다. · 강한 압으로 인해 흉터나 색소 침착이 생길 수 있다.

제 7 장

블랙헤드?
만원이면 돼!

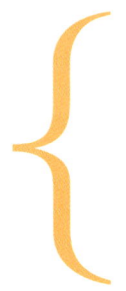
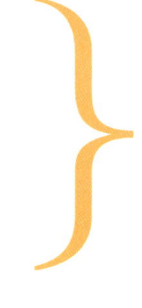

01
올바른 세안학개론

 '화장은 하는 것보다 지우는 것이 중요하다'는 유명한 광고 카피가 있다. 지우는 것이 왜 중요할까? 앞에서 말했다시피 화장을 할 때는 기초 화장품부터 메이크업까지 바르고 문지르고 두들기고 그린다. 반면 세안은 클렌징 제품으로 지우고 물을 묻힌 뒤 폼으로 살짝 씻은 후 헹구면서 5분 만에 번개처럼 끝난다.

 너무 달라져서 다른 사람처럼 보이는 민낯이 문제가 아니다. 화장 전과 후의 내가 누군지 중요치도 않다. 화장을 하는데 1시간, 세안 하는데 5분. 그 짧은 시간에 하루 종일 숨 막혔던 모공을 위한 세안을 했는지, 방법이 맞는지를 생각해보자. 피부가 점점 나빠지는 것에 대한 의문을 가지라는 것이다.

  얼마 전 솔직함과 털털함으로 돌아온 핑클. 이제 요정이라 부르기엔 꽤 나이를 먹었지만 그들의 화장 지우는 과정은 요정만큼이나 꼼꼼했다. 화장하는 것을 싫어한다는 이효리도 자기만의 클렌징 방식이 있는 듯 지우는 것에 세심하게 열중하지 않던가. 그들의 외모와 비교하라는 것이 아니다. 화장을 하는 것보다 지우는 것에 더욱 열정적인 그들의 세안 방법을 유심히 보라는 것이다.

  깨끗이 씻는다고 씻는데, 2차 세안하는데, 다들 말로는 잘하고 있다고 하지만 방법이 워낙 다양한데다 주위들은 정보가 많다보니 어떤 방법이 옳은지 헷갈려 하는 현실을 이해는 한다.

  그래서 클렌징, 물, 시간, 도구, 클렌징 폼 순으로 올바른 세안 방법을 차근차근 알아보고자 한다. 나는 원리를 이해시키고자 할 뿐이다. 실천은 여러분의 자유에 맡기겠다.

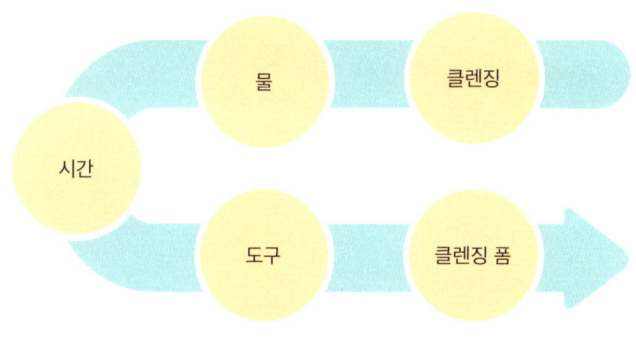

올바른 세안 방법

첫 번째는 **클렌징**이다. 화장을 하든 안하든 클렌징은 첫 순서로 해야 한다. 요즘은 선크림만 바르는 경우도 많은데 이것도 유분이라 클렌징이 필수라는 것을 명심해라.

클렌징에는 클렌징 오일, 크림, 밀크, 워터, 티슈 등 여러 종류가 있다. 나의 경우 색조화장을 자주 하므로 클렌징 오일을 주로 사용한다. 색조화장품이 유분으로 만들어지기 때문이다. 그래서 메이크업을 진하게 또는 많이 하는 경우에는 클렌징 크림이나 오일이 적당하다.

건성 피부의 경우 클렌징 밀크, 지성 피부는 클렌징 워터나, 밀크, 부분 화장을 지울 때는 클렌징 티슈를 권장한다. 모든 피부에서 제일 무난하게 사용할 수 있는 건 클렌징 밀크다. 물론 아이메이크업 전용 리무버도 따로 사용하면 좋다. 필수는 아니고 권장이다.

클렌징은 피부 위 메이크업과 노폐물, 먼지 등을 살짝 지워내는 1차 관문이기 때문에 가볍게 실시해도 된다. 너무 오랫동안 문지르지 말고 메이크업이 지워지는 정도가 되면 티슈로 빨리 닦아내야한다.

두 번째는 **물**이다. 물 온도는 정말 중요하다. 인터넷을 보면 뜨거워도, 차가워도 피부에 자극이 된다, 미지근한 물이 좋다 등등 많은 정보들이 넘쳐난다. 하지만 정작 피지는 기름 성분이라는 중요한 것을 배재한 정보들이다.

나의 경우 피부는 복합성인데 클렌징 오일을 사용하기 때문에 피에 대한 의문을 가지라는 것이다.

　얼마 전 솔직함과 털털함으로 돌아온 핑클. 이제 요정이라 부르기엔 꽤 나이를 먹었지만 그들의 화장 지우는 과정은 요정만큼이나 꼼꼼했다. 화장하는 것을 싫어한다는 이효리도 자기만의 클렌징 방식이 있는 듯 지우는 것에 세심하게 열중하지 않던가. 그들의 외모와 비교하라는 것이 아니다. 화장을 하는 것보다 지우는 것에 더욱 열정적인 그들의 세안 방법을 유심히 보라는 것이다.
　깨끗이 씻는다고 씻는데, 2차 세안하는데, 다들 말로는 잘하고 있다고 하지만 방법이 워낙 다양한데다 주위들은 정보가 많다보니 어떤 방법이 옳은지 헷갈려 하는 현실을 이해는 한다.
　그래서 클렌징, 물, 시간, 도구, 클렌징 폼 순으로 올바른 세안 방법을 차근차근 알아보고자 한다. 나는 원리를 이해시키고자 할 뿐이다. 실천은 여러분의 자유에 맡기겠다.

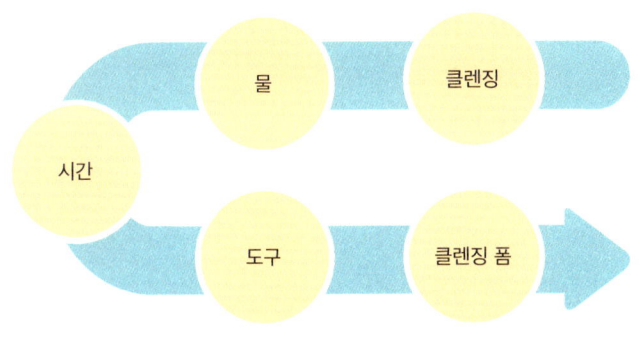

올바른 세안 방법

첫 번째는 **클렌징**이다. 화장을 하든 안하든 클렌징은 첫 순서로 해야 한다. 요즘은 선크림만 바르는 경우도 많은데 이것도 유분이라 클렌징이 필수라는 것을 명심해라.

클렌징에는 클렌징 오일, 크림, 밀크, 워터, 티슈 등 여러 종류가 있다. 나의 경우 색조화장을 자주 하므로 클렌징 오일을 주로 사용한다. 색조화장품이 유분으로 만들어지기 때문이다. 그래서 메이크업을 진하게 또는 많이 하는 경우에는 클렌징 크림이나 오일이 적당하다.

건성 피부의 경우 클렌징 밀크, 지성 피부는 클렌징 워터나, 밀크, 부분 화장을 지울 때는 클렌징 티슈를 권장한다. 모든 피부에서 제일 무난하게 사용할 수 있는 건 클렌징 밀크다. 물론 아이메이크업 전용 리무버도 따로 사용하면 좋다. 필수는 아니고 권장이다.

클렌징은 피부 위 메이크업과 노폐물, 먼지 등을 살짝 지워내는 1차 관문이기 때문에 가볍게 실시해도 된다. 너무 오랫동안 문지르지 말고 메이크업이 지워지는 정도가 되면 티슈로 빨리 닦아내야한다.

두 번째는 **물**이다. 물 온도는 정말 중요하다. 인터넷을 보면 뜨거워도, 차가워도 피부에 자극이 된다, 미지근한 물이 좋다 등등 많은 정보들이 넘쳐난다. 하지만 정작 피지는 기름 성분이라는 중요한 것을 배재한 정보들이다.

나의 경우 피부는 복합성인데 클렌징 오일을 사용하기 때문에 피부 위엔 기름이 덮여 있다. 그렇다면 기름 성분은 어떤 물에 잘 지워질지 생각해보자. 나의 어머니는 프라이팬이나 기름기가 있는 용기를 씻을 때 뜨거운 물을 사용한다. 기름때가 잘 빠지도록 뜨거운 물에 불려놓기도 한다. 그 기름때 가득한 프라이팬을 찬물에 세척하면 어머니의 매서운 등짝 스매싱을 피할 수 없다.

 다시 한 번 생각해보자. 사우나를 하고 나온 뒤의 피부를 본 적이 있을 것이다. 마사지를 한 것도, 화장품을 바른 것도, 팩을 한 것도 아닌데 유독 피부가 깨끗하고 좋아보이지 않던가? 못 봤다면 미안하다.

 마찬가지로 피부 위의 피지도 기름 성분이므로 불리는 시간이 필요하다. 뜨거운 물에 단시간에 불리는지 미지근한 물에 장시간에 불리는지 헷갈려 하는 사람들이 있다. 나는 살짝 뜨겁다 싶은 물에 계속 불려준다. 얼굴이 살짝 붉어지고 열이 오른다 생각될 때까지 말이다. 결국 뜨거운 물이든 미지근한 물이든 불리는 시간이 꼭 필요하다. 빨간 펜으로 밑줄 쫙 그려놓고 기억하길 바란다.

> **세안 시 물 사용법**
>
> 뜨거운 물에 모공을 불려 클렌징 폼으로 세안하고 따뜻한 물로 다시 한 번 헹군다. 마지막에는 차가운 물로 헹굼으로써 피부에 탄력을 부여한다.

세 번째는 **세안 시간**이다. 세안 시간이 왜 중요하냐고 할 수 있지만 무척 중요하다. 짧으면 짧을수록 피부 속 노폐물이 안 빠진다. 피부 좋다는 연예인들은 30분 이상 시간을 들일만큼 세안에 충실하다고 한다. 나 또한 30분 정도 소요되는데 앞에서 말한 바와 같이 불려주는 시간이 필요하기 때문이다. 그럴 때마다 어머니는 화장실에 들어가서 죽었냐고 물어보시곤 한다.

욕조가 있다면 반신욕을 해도 좋다. 불려준 다음엔 거품을 충분히 내어 모공 하나하나를 씻어낸다는 느낌으로 공을 들여야 한다. 턱에서 귀 방향으로, 눈가에서 귀 방향으로, 이마는 가로와 세로 사선으로, 코는 위 아래로 작은 원을 반복하며 그린다. 2~3번 반복 후 거품을 빼고 다시 원 러빙˚, 이렇게 하다 보면 시간이 훌쩍 간다. 시간이 흐른 만큼 피부는 환해진다. 모공 속 노폐물이 빠지니 피부가 좋아 보이는 건 당연한 결과다.

네 번째는 **세안 도구**이다. 앞에서 말한 것처럼 세안 도구는 종류가 많다. 손은 말할 것도 없고 세안 퍼프, 가제수건, 세안 타월, 브러쉬 등이 있다. 종류는 참 다양한데 개인적으론 브러쉬만한 것이 없다.

피부는 엠보싱처럼 올록볼록한데 노폐물과 화장품 잔여는 오목한 곳에 쌓여 피부색을 칙칙하고 어둡게 보이게 한다. 이 오목한 곳

˚ 러빙 Rubbing. 피부를 반질반질하게 문지르는 것

부 위엔 기름이 덮여 있다. 그렇다면 기름 성분은 어떤 물에 잘 지워질지 생각해보자. 나의 어머니는 프라이팬이나 기름기가 있는 용기를 씻을 때 뜨거운 물을 사용한다. 기름때가 잘 빠지도록 뜨거운 물에 불려놓기도 한다. 그 기름때 가득한 프라이팬을 찬물에 세척하면 어머니의 매서운 등짝 스매싱을 피할 수 없다.

다시 한 번 생각해보자. 사우나를 하고 나온 뒤의 피부를 본 적이 있을 것이다. 마사지를 한 것도, 화장품을 바른 것도, 팩을 한 것도 아닌데 유독 피부가 깨끗하고 좋아보이지 않던가? 못 봤다면 미안하다.

마찬가지로 피부 위의 피지도 기름 성분이므로 불리는 시간이 필요하다. 뜨거운 물에 단시간에 불리는지 미지근한 물에 장시간에 불리는지 헷갈려 하는 사람들이 있다. 나는 살짝 뜨겁다 싶은 물에 계속 불려준다. 얼굴이 살짝 붉어지고 열이 오른다 생각될 때까지 말이다. 결국 뜨거운 물이든 미지근한 물이든 불리는 시간이 꼭 필요하다. 빨간 펜으로 밑줄 쫙 그려놓고 기억하길 바란다.

세안 시 물 사용법

뜨거운 물에 모공을 불려 클렌징 폼으로 세안하고 따뜻한 물로 다시 한 번 헹군다. 마지막에는 차가운 물로 헹굼으로써 피부에 탄력을 부여한다.

세 번째는 **세안 시간**이다. 세안 시간이 왜 중요하냐고 할 수 있지만 무척 중요하다. 짧으면 짧을수록 피부 속 노폐물이 안 빠진다. 피부 좋다는 연예인들은 30분 이상 시간을 들일만큼 세안에 충실하다고 한다. 나 또한 30분 정도 소요되는데 앞에서 말한 바와 같이 불려주는 시간이 필요하기 때문이다. 그럴 때마다 어머니는 화장실에 들어가서 죽었냐고 물어보시곤 한다.

욕조가 있다면 반신욕을 해도 좋다. 불려준 다음엔 거품을 충분이 내어 모공 하나하나를 씻어낸다는 느낌으로 공을 들여야 한다. 턱에서 귀 방향으로, 눈가에서 귀 방향으로, 이마는 가로와 세로 사선으로, 코는 위 아래로 작은 원을 반복하며 그린다. 2~3번 반복 후 거품을 빼고 다시 원 러빙˚, 이렇게 하다 보면 시간이 훌쩍 간다. 시간이 흐른 만큼 피부는 환해진다. 모공 속 노폐물이 빠지니 피부가 좋아 보이는 건 당연한 결과다.

네 번째는 **세안 도구**이다. 앞에서 말한 것처럼 세안 도구는 종류가 많다. 손은 말할 것도 없고 세안 퍼프, 가제수건, 세안 타월, 브러쉬 등이 있다. 종류는 참 다양한데 개인적으론 브러쉬만한 것이 없다.

피부는 엠보싱처럼 올록볼록한데 노폐물과 화장품 잔여는 오목한 곳에 쌓여 피부색을 칙칙하고 어둡게 보이게 한다. 이 오목한 곳

˚ 러빙   Rubbing. 피부를 반질반질하게 문지르는 것

을 청소해주는 것이 브러쉬다. 모공 속 깊은 블랙헤드까지 청소하기는 어렵지만 조금이나마 피지가 덜 차게 하고 화장품 잔여가 남는 일을 개선해 준다. 각질 제거도 조금 된다.

또 하나 좋은 점은 피부를 손으로 문지르게 될 경우 마찰에 의한 열이 발생되어 트러블이 유발되는데, 브러쉬는 열 전달이 안 되니 트러블이 나는 경우가 많지 않다.

다섯 번째는 **클렌징 폼**이다. 인이 박히도록 말했지만 블랙헤드와 피지는 모공 속에 채워지지 않게 깨끗이 씻어주는 것이 중요하다.

자갈과 잡초, 척박한 흙에 씨앗을 뿌리면 나무나 열매가 자라지 않는다. 땅이 고르고 흙이 깨끗하고 영양성분이 풍부해야 잘 자라는 법이다. 피부 또한 매일 분비되는 피지, 외부에서 묻은 노폐물, 화장품 찌꺼기가 쌓이고 쌓이면 아무리 좋은 제품을 발라도 효과가 있을 수 없다. 모공 속이 비워져 깨끗하게만 있어준다면 화장품 하나를 발라도 맑은 피부를 유지할 수 있다.

거의 모든 사람들이 정작 피부 속을 비우는 세안에는 소홀하고 제품 또한 성분에 상관없이 저렴한 것을 사용한다. 피부 각질을 깎거나, 녹이거나, 벗겨내는 비누가 아닌 피부 보호막은 그대로 두고 모공 속 피지와, 노폐물, 화장품 잔여를 씻어내는 제품을 사용하자. 정말 피부를 맑고 깨끗하게 유지하고 싶고 넓은 모공을 가지고 싶지 않다면 열심히 씻지 말고 '제대로' 씻어주길 바란다.

세안법은 피부 타입에 따라 크게 다르지 않으므로, 따뜻한 물에 천천히 불려서 세안하는 습관을 길러 블랙헤드를 줄이자.

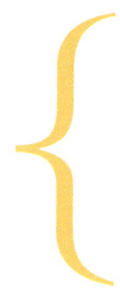

02
모공을 비우는 여러 방법

'블랙헤드를 짜면 안 된다, 흉터가 생긴다' 이 말은 맞기도, 틀리기도 한 말이다. 사실 짜서 위험한 것이 아니라 짜는 방법이 잘못된 것이다. 최근 흡입기까지 나온 것으로 보아 블랙헤드를 짜냈을 때 모공이 제일 깨끗해지므로 다양하고 새로운 기계가 나오는 것이라는 생각이 더 확고해진다.

나는 블랙헤드를 짜는 것이 아니라 모공을 비워내서 숨 쉴 수 있도록 해준다는 개념으로 인식했으면 좋겠다. 그래야만 모공을 비웠을 때 나타나는 효과에 대해 이해가 되니 말이다.

처음엔 코에만 있던 블랙헤드가 갈수록 눈에 띄더니 볼까지 늘어나는 모습을 보고 고민에 **빠졌을** 것이다. 그런데 모공은 원래 안 짜도 커진다. 게다가 숨쉬기가 힘들어지면 점점 넓어지게 되어있다. 이를 비우면 비워낸 크기만큼 뻥 뚫린 모공이 보이겠지만 점차 닫히고 주변으로 퍼지지 않는다는 걸 몸소 느끼게 될 것이다.

  모공을 비우는 것이 옳다는 것을 깨달았다면 이번엔 모공 비우는 방법들에 대해 알아보자.

  다들 한 번쯤은 **손톱**으로 시도해 보았을 것이다. 나도 한때 손톱으로 밀어내는 방법을 사용해 흉터를 남겨 후회한 적이 있다. 손톱은 세균에 노출되어 있어 2차 감염 확률이 높을 뿐만 아니라 피부가 상처를 입게 되니 비추천한다.

  거즈를 손에 감아 이용하는 건 여드름 압출 시 탁월하지만 주위 피부까지 눌려 통증이 꽤 있다. **면봉**은 모공 윗부분만 비워줘서 블랙헤드가 남는 단점이 있고 세심히 비우기도 어렵다. **코메도**는 모공 하나하나를 비울 수 있어 좋다. 또한 잘 조준한다면 뿌리까지 쏙 뽑힌 블랙헤드를 볼 수도 있다. 물론 모공이 촘촘하다 보니 다른 도구에 비해 아플 것이다.

  코메도의 넓은 부분은 살짝 올라온 블랙헤드를 제거하기에 맞춤이며 넓은 모공 속 피지를 제거하기도 좋다. 좁은 부분은 남은 뿌리 부분을 비우는 데 용이하다.

  절대 막 누르라는 것이 아니다. 세안 후 피지가 불어나면 비우고자 하는 부분의 한쪽이나 양쪽 부분을 팽팽하게 당겨 고정한 후, 반대 방향에서 모공의 입구를 살짝 누르며 지렛대 형식이 되게 해줘야 한다는 것을 잊으면 안 된다.

블랙헤드를 비우는 방법은 많다. 본인이 사용하기 편하고 올바른 방법을 선택하면 된다. 짠다는 것에 대한 선입견을 갖지 말고 왜 비워야 하는지, 비우면 왜 모공이 닫히는지 등 피부의 재생운동에 조금 더 관심을 갖고 믿어주면 피부 좋아졌다는 소리를 들을 수 있다.

모공을 비우는 방법

구분	장점	단점
손톱	· 모공을 세심히 비울 수 있다.	· 끝이 날카로워 누르다 미끄러지면 살이 패여 흉터가 남는다.
거즈	· 결절성 여드름이나 고름이 맺힌 넓은 면포를 제거하기에 좋다.	· 잘 풀려서 사용하기 불편하다. · 젖을 경우 미끄러진다.
면봉	· 상처나 흉터가 덜 생긴다.	· 혈액이나 림프액이 묻으면 지탱이 어렵고 잘 미끄러진다. · 블랙헤드의 윗부분만 제거된다.
코메도	· 블랙헤드 뿌리까지 비울 수 있다. · 쉽게 비워지지 않는 모공을 비우기에 용이하다.	· 압력 조절 실패 시 자국이나 색소침착이 생긴다.

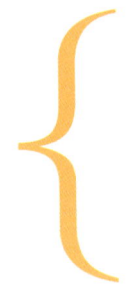

03
피지도 모공도 진정시키는 천연 팩

    10대에서 60대까지 남녀노소 할 것 없이 피부에 대한 관심도는 다이어트만큼 높아졌지만 피부 상태는 몸속에 쌓이는 체지방만큼이나 나빠졌다. 현대인들의 스트레스는 하늘을 찌르는 상태이고 공해로 인한 환경오염과 헤아릴 수 없는 다양한 화장품도 원인이 된다.

    피지 분비량이 너무 많으면 모공이 이를 따라가지 못해 모공이 막히게 되고, 그 분비량에 맞추기 위해 모공이 넓어지게 된다. 모공이 커져 있는 상태에서 계속 피지가 분비되면 블랙헤드가 눈에 띄기 시작한다. 또 노화에 의해 탄력이 떨어지면 피부가 늘어져 모공이 크게 보인다. 피지가 많아지고 모공이 넓어지는 것은 수분이 부족할수록 더 심각해진다. 블랙헤드를 비운 뒤 인위적인 화장품이 아닌 먹을 수 있는 천연 재료로 집에서 간단하게 만들 수 있는 팩을 하자.

맥반석 팩 만들기

맥반석 가루가 피지를 흡착해 피부를 청결하게 한다.

준비 재료 맥반석 가루 1큰술, 플레인 요플레 적당량

1. 맥반석과 플레인 요구르트를 고루 섞는다.
2. 세안한 얼굴에 팩을 바른다.
3. 20분 정도 지난 후 손에 물을 적셔 가볍게 문지른다.
4. 미지근한 물로 닦아내고 찬물로 헹군다.
5. 물기가 있는 상태에서 랩마스크를 하고 숙면한다.

설탕물 팩 만들기

비워진 모공을 부드럽게 하며 피지 분비를 줄여준다.

준비 재료 설탕 1티스푼, 물 1큰술

1. 물에 설탕을 섞어 전자레인지에 10초 정도 데워준다.
2. 물기가 있는 상태에서 화장솜에 촉촉하게 묻혀 코 피부에 밀착되게 붙여준다.
3. 공기가 닿아 마르지 않게 랩마스크를 하고 숙면한다.

계란 팩 만들기

계란 흰자는 피지 분비를 줄이고 노른자는 피부를 윤기 있게 한다.

준비 재료 계란, 꿀 1티스푼, 메밀가루 적당량

1. 흰자는 거품을 내서 준비힌 뒤 세안 전 가볍게 문지른 후 헹군다.
2. 노른자에 꿀과 메밀가루를 적당히 섞어 얼굴에 바른다.
3. 20분 정도 지난 후 손에 물을 적셔 가볍게 문지른다.
4. 미지근한 물로 닦아내고 찬물로 헹군다.
5. 물기가 있는 상태에서 랩마스크를 하고 숙면한다.

밤껍질(율피) 팩 만들기

아린 맛의 탄닌 성분이 수렴 작용을 해 모공을 수축시킨다.

준비 재료 율피가루 1티스푼, 요플레 한 숟가락

1. 요플레에 율피가루를 넣고 섞는다.
2. 블랙헤드를 비운 코에 1차로 얇게 펴 바른다.
3. 거즈를 덧씌운다.
4. 거즈 위에 남은 팩을 덧바른다.
5. 팩이 마르지 않게 랩을 덮고 20분 정도 기다린다.
6. 팩 제거 후 미지근한 물에 헹구어주고 물기가 있는 상태에서 랩마스를 붙이고 숙면한다.

배즙 팩 만들기

모공을 부드럽게 만들고 입구가 닫히게 도와주며 진정 효과가 뛰어나다.

준비 재료 배즙, 밀가루, 꿀 1/3티스푼

1. 배즙 한 스푼에 꿀 1/3티스푼을 섞어 전자레인지에 10초 정도 데운다.
2. 데운 배즙에 밀가루를 넣어 흐르지 않을 정도로 섞는다.
3. 블랙헤드를 비운 코에 도포한다.
4. 랩을 덮어 40분 정도 팩을 한다.
5. 팩 제거 후 미지근한 물로 헹군 뒤 물기가 있는 상태에서 랩마스크를 붙이고 숙면한다.

우유 팩 만들기

부작용이 거의 없고 우유가 각질을 연화시켜 매끄러운 피부가 된다.

준비 재료 우유 2큰술(저지방 우유 권장), 꿀 1/2티스푼

1. 우유에 꿀을 섞어 전자레인지에 10초 정도 데워준다.
2. 화장솜에 촉촉하게 묻혀 피부에 밀착되게 붙여준다.
3. 랩마스크로 덧씌운 뒤 30분 이상 팩을 한다.
4. 미지근한 물로 닦아내고 찬물로 헹군다.
5. 물기가 있는 상태에서 랩마스크를 하고 숙면한다.

당근 팩 만들기

여드름을 완화하고 피부를 부드럽게 하며 비타민이 풍부하다.

준비 재료 당근(갈아서 준비), 밀가루, 꿀 1/3티스푼

① 갈은 당근, 밀가루, 꿀을 넣고 골고루 섞는다.
② 블랙헤드를 비운 코에 두껍게 도포한다.
③ 랩을 씌워 40분 정도 팩을 한다.
④ 미지근한 물에 헹궈준 후 물기가 있는 상태에서 랩마스크를 붙이고 숙면한다.

라이스 페이퍼 팩 만들기

곡물이 피지를 흡착하여 피부 진정에 효과적이다.

준비 재료 라이스 페이퍼

① 세안 후 라이스 페이퍼를 미지근한 물에 30초 정도 불린다.
② 물기가 있는 상태에서 피지가 많은 코나 T존 부위에 붙인다.
③ 공기가 닿아 마르지 않게 랩마스크를 덧씌운 후 숙면한다.
④ 아침까지 붙어있으면 효과가 더 크게 나타난다.

집에 있는 재료로도 충분히 피지와 모공에 좋은 팩을 만들 수 있다. 계속 강조했듯이 피부가 건조해지면 피지 분비는 많아지고 모공 또한 넓어진다. 주 2회 정도 천연 팩으로 피부에 영양을 주고 랩마

스크로 수분 증발을 막아 피지와 모공이 줄어드는 경험을 해보자.

드라마 〈대장금〉에서 명약도 사람에 따라서는 약이 되고 독이 되기도 한다고 했다. 피부 관리도 마찬가지다. 천연 재료가 피부에 좋다고 해서 다 맞는 것은 아니다. 스스로의 피부를 정확히 진단하고 나만의 방법으로 아름다움을 가꾸길 권유한다.

피부를 좋게 하고자 할 때 시간과 정성을 들여 노력하지 않으면 좋은 결실을 맺기 어렵다. 인내하면서 노력하는 습관을 길러 피부미인이라는 칭찬을 들으며 멋지고 후회 없는 삶을 영위하기 바란다.

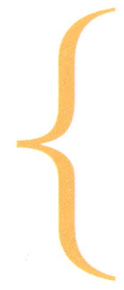

04
저렴하면서도 쉬운 수분관리

　하얗게 들뜨는 각질, 화장을 하고 나가도 피곤해 보인다는 걱정을 듣는 나날. 각질을 제거하면 나아질까 싶어 매일 밀어내고 1일 1팩을 했건만, 조금 나아졌나 싶다가도 다음날 되면 원상 복귀. 사람 마음을 극과 극으로 오가게 만드는 피부를 촉촉하고 윤기 있게 하는 홈케어 방법은 없는 것일까?

　방법이 없는 것이 아니라 모르는 것뿐이니 하나씩 제대로 알아보자. 수분이 안팎으로 골고루 잘 채워져 있는 물광 피부를 만들고 싶다면 먼저 잘못된 습관부터 고치자.

　첫째는 **각질 제거**이다. 각질이 일어나는 이유는 수분이 없기 때문이다. 각질을 제거할 것이 아니라 수분만 채워주면 된다. 건조한 땅에 먼지가 생긴다 하여 빗자루로 쓸어내도 촉촉해지지 않는다. 먼지 날리는 땅에 물을 뿌려주면 먼지가 잦아드는 것처럼 피부에도 수분만 채우면 된다.

둘째는 **미스트**이다. 건조한 피부에 미스트를 뿌리는 것은 건조한 땅을 물뿌리개로 잠시 진정시키는 것과 같다. 뜨거운 햇빛과 바람에 또다시 건조해지면 먼지가 날리게 되는 것처럼 피부에 잠시 뿌려진 미스트는 오히려 건조 인자를 불러들여 시간이 지나면 더 당기는 현상을 만든다.

마지막은 **수분 크림**이다. 피부 장벽을 튼튼하게 만들어 피부 스스로 견뎌낼 힘을 길러주어야 하는데 수분 크림이 피부 장벽처럼 인식되어 오히려 피부가 게을러진다. 피부가 게을러지면 각질층은 점점 얇아지고 예민해지며 건조함은 가속화되어 점점 악건성 피부가 되어간다.

이처럼 잘못된 정보를 활용하면 피부는 한순간에 걷잡을 수 없이 상처투성이가 된다는 것을 기억해주었으면 한다. 이젠 제대로 된 정보를 알아보자.

위에서 피부를 땅에 비유했는데 윤기가 촉촉한 흙을 보유하는 방법이 무엇인지 아는가? 현대에는 계절별 채소나 과일의 구분이 거의 없어졌다. 비닐하우스 시스템으로 토양에 늘 수분과 햇빛과 바람을 적절히 공급하기 때문이다. 피부의 바람직한 수분관리도 수분을 얻고 빼앗기지 않는 것이다. 그렇다면 지금부터 저렴하고 반영구적인 방법을 알려주겠다.

첫 번째 준비물은 **가습기**이다. 가을이 되면 찬바람이 시작된다. 더구나 난방을 시작하면 실내 습도가 매우 줄어들어 피부 속 수분을 빼앗기게 된다. 피부 수분을 빼앗기지 않게 습도 조절은 필수이기에 가습기를 사용하는 것은 수분관리의 첫 번째 조건이다.

두 번째 준비물은 **라이스 페이퍼**이다. 먹는 것만큼 안전한 건 없다. 라이스 페이퍼는 쌀로 만들어진 것으로 피지를 흡수하고 미백에도 효과가 있다. 참고로 곡물은 피지 흡착이 탁월하다. 때문에 물에 살짝 적시면 간단히 팩으로 사용할 수 있는 최고의 준비물이다. 얼굴 전체보다는 피지 분비가 많은 곳에만 라이스 페이퍼를 붙여 피지 분비를 예방하는 걸 추천한다.

세 번째 준비물은 **랩**이다. 랩마스크라고 했더니 제품으로 오해하시는 사람들이 있는데, 일상생활에 사용하는 비닐 랩을 말하는 것이다. 수분관리는 공급이 아니라 빼앗기지 않는 것이 중요한 것임을 다시 강조한다.

피부는 자는 동안 수분을 많이 빼앗기는데, 이때 수분이 증발하지 않도록 랩으로 막아주는 방법이다. 위에서 설명한 비닐하우스 시스템이라 생각하면 된다. 세안 후 랩마스크를 하고 잠든 후 아침까지 랩이 붙어있다면 들뜬 각질 따위 구경하긴 힘들 것이다.

원리적인 것만 이해하면 피부를 관리하는 방법은 쉽다. 모공 수축을 위해선 기능성 성분이 들어있다는 그 어떤 제품보다, 시간과 돈을 들여 받은 관리보다, 수분을 빼앗기지 않는 방법이 피부 자극 없이 탁월하다. 의심 말고 따라해보라. 제품으로 수분을 관리할 때보다 촉촉하고 당김 없는 피부를 만날 수 있다.

05
계절별 블랙헤드 관리

 피지가 많은 사람들은 봄, 여름이 괴롭다. 피부가 번들거리는 것은 기본이고 넓어지는 모공과 칙칙한 피부 톤, 화장은 시도 때도 없이 무너진다. 혹시 여드름이 터질까 해서 조심하지만 더 심해지기만 한다.

 가을, 겨울이면 피부 번들거림이 좀 줄어들어 마음을 놓는 것도 잠시다. 영양이 부족한 것도 아닌데 하얗게 각질이 일어나고, 화장은 들뜨고, 비싸고 효과 좋다는 화장품을 아침, 저녁으로 발라도 피부 당김은 심해지기만 한다. 계절에 따라 관리법도 바뀌어야 한다. 이제부터 정확히 알아두고 실천해보자.

기온이 2도 상승할 때마다 모공은 1.5배씩 넓어지는데 지구 온난화로 인해 해가 거듭될수록 40도를 육박하는 시대에 이르렀다. 피지 부자들에겐 지옥인 셈이다. 조금이나마 기온에 영향받지 않으려면 피부 적정 온도인 30~32도를 유지해야 하는데 뜨거워도 너무 뜨거운 여름엔 쉽지 않다. 그래서 봄, 여름에는 피지 관리에 중점을 둬야 한다.

　자외선 차단은 필수다. 모공을 지탱하는 콜라겐과 엘라스틴은 자외선에 의해 큰 영향을 받는다. 실외로 나가지 않더라도 생활 자외선이 피부에 영향을 미치므로 자외선 차단제는 꼭 바르자. 외출 시에는 모자, 양산, 선글라스도 챙기자.

　여름에는 클렌징과 세안에 더욱 신경써야 한다. 사계절 내내 똑같은 세안을 해서는 피지를 줄일 수 없다.

봄 · 여름 피부 관리

- 1차 : 클렌징 티슈로 닦아내자.
- 2차 : 클렌징 오일로 다시 한 번 색조화장을 지우자.
- 3차 : 클렌징 폼으로 충분히 거품을 내어 세안하자.
- 모공 비우기를 매일 하자.
- 탄산수나 식염수를 묻힌 화장솜으로 모공을 닫아주자.
- 피지 흡수에는 클레이 팩, 황토 팩, 참숯 팩, 맥반석 팩 등이 효과적이다.

- 라이스 페이퍼와 랩마스크로 매일 수분관리하자.
- 신체 열을 내려주는 족욕이나 발 관리를 병행하면 더 좋다.

바람이 불기 시작하는 가을부터 피지 분비는 서서히 줄어들고 모공은 점점 닫힌다. 일부러 모공을 닫겠다고 얼음찜질을 하지 않아도 찬 기운에 모공이 닫히는 계절이라는 말이다. 그래서 가을, 겨울에는 모공 관리가 중요해진다. 특히 블랙헤드와 모공 관리 효과를 빠르게 보려면 겨울에 관리해야 한다. 그래야 여름에 뽀송뽀송한 코 피부를 가질 수 있다.

건조한 가을, 겨울에는 수분관리에 두 배 이상으로 신경 써야 모공 수축이 빠르다. 난방과 찬바람에 수분이 부족해지는 시기인 만큼 빠른 수분관리가 관건이다. 가을이 시작되면 가습기를 준비해두자. 비싼 명품 화장품보다 훨씬 피부 당김이 덜하다고 장담할 수 있다.

가을 · 겨울 피부 관리

- 1차 : 클렌징 오일로 지우자.
- 2차 : 클렌징 폼으로 충분히 거품을 내어 세안하자.
- 모공 비우기는 주 1회 하자. (모공 비우기 전 호호바 오일로 마사지 후 진행)
- 따뜻한 우유를 화장솜에 묻혀 각질을 연화하자.
- 수분과 영양이 탁월한 배, 달걀 노른자, 꿀을 이용한 천연 팩이 효과적이다.

- 랩마스크로 수분 증발을 막고 가습기를 얼굴 쪽으로 틀고 자자.
- 아침에는 에센스나 앰플 중 하나만 바르고 선크림을 바르자.
- 닫힌 모공을 열어주는 반신욕을 병행하면 더 좋다.

사계절 블랙헤드 관리법

구분	봄, 여름	가을, 겨울
피지 분비	늘어남	감소함
모공	열림	닫힘
중점	피지 관리	모공 관리
모공 비우기	매일	주 1회
팩	피지 흡수 (클레이, 황토, 맥반석, 참숯)	영양, 수분 공급 (배, 달걀노른자, 꿀)
병행 관리	족욕 또는 발관리	반신욕

Q 비누 세안과 클렌징 폼 세안 중 어떤 것이 더 좋은가요?

A 먼저 비누와 클렌징 폼에 대해 알려드릴게요.

● 비누

비누의 주성분은 지방산소다인데요, 생산 과정에서 만들어지는 염기로 인해 알칼리화 된답니다. 피부는 약산성인데 비누를 사용해 알칼리화가 되면 pH9.0~9.7이 됩니다. 지방산소다는 침투력, 유화력, 분산력이 강해서 세안 후 뽀드득 소리가 날만큼 잘 씻깁니다.

그런데 사실 뽀드득 소리가 난다는 것은 피부 단백질 성분이 자극을 받았다는 증거로, 자연 보습제인 피부 보호막까지도 벗겨져버린 거랍니다. 그럼 피부는 어떻게 될까요? 피부 보호막이 없으니 피부 당김이 생기고, 세균 침입을 막지 못해 모공 속 피부 트러블이 유발되고, 건조함으로 인한 주름이 늘고, 피지 분비는 더욱 활성화 되겠지요.

비누를 만들 때 천연 성분을 넣는다고는 하지만 기본 재료가 지방산소다라서 성질이 바뀐다고 할 수는 없어요. 또한 고형비누를 만드는 성분 몇몇은 모공을 막아버리는 성질도 있으니 선택 시 참고하세요.

알쏭달쏭 블랙헤드 홈케어 Q&A

● 클렌징 폼

물비누 성분의 세정제를 보통 약산성 비누라고 해요. 건강한 피부 표면의 산도가 약 pH5.5인데 약산성 세안제도 대개 pH5~5.5의 산도로 제조됩니다. 또한 피부 보습에 필요한 첨가물도 많이 첨가합니다.

피부를 깨끗이 한다는 것은 피부에 붙어 있는 각종 외부 물질과 우리 몸에서 분비되는 노폐물을 닦아낸다는 뜻이기도 합니다. 이런 외부 물질과 노폐물은 피부의 수분이나 지방의 정도, 산성도나 탄력에 영향을 끼치며 세균, 박테리아 등을 번식하게 하고 냄새가 나게 하므로 미용상 보기 좋지 않게 됩니다. 따라서 세안은 건강하고 아름다운 피부를 유지하기 위한 피부 관리의 첫걸음이라고 할 수 있으며 매우 중요한 미용법입니다.

세안을 올바르게 하면 청결한 피부를 유지하면서도 얼굴이 심하게 조이거나 거칠어지는 것을 막을 수 있어요. 좋은 세안법이란 피부에 필요한 성분은 파괴하지 않고도 피부의 더러움이나 노폐물을 깨끗하게 닦아내는 것을 말합니다. 그러려면 먼저 좋은 세안제를 선택해야겠죠? 이것이 피부 관리의 50%를 차지해요.

결론을 말씀드리자면 저는 비누 세안보다는 클렌징 폼 세안을 권장합니다. 각질은 벗기지 않고 피부를 안에서부터 재생을 시켜야하는데, 비누 세안으로 뽀드득 소리가 날 정도로 단백질을 벗겨내면 재생도 안 되고 블랙헤드도 줄지 않아요. 노폐물은 깨끗하게 닦아내면서도 피부의 보호물질은 남아있게 하는 좋은 클렌징 폼 제품을 사용해주세요.

Q 랩마스크를 하면
정말 피부가 숨을 못 쉬나요?

피부는 인체 전체를 차지하는 큰 기관이랍니다. 피부 전체의 10% 정도의 얼굴 피부에 랩을 씌운다고 해서 숨을 못 쉬지는 않아요. 흙에 비유해 설명해드릴게요.

보통 비닐하우스 재배를 할 때 땅을 수분과 영양분이 가득한 흙으로 만들고 비닐하우스를 씌워주지요. 그 속에 있는 흙은 물을 촉촉이 머금을 뿐만 아니라 비닐하우스의 영향으로 늘 적정 온도가 유지되어 미생물이 배양되고 채소가 잘 자라게 됩니다. 피부도 얇아진 표피층이 제 역할을 못하므로 랩마스크를 하여 표피층을 대신한 피부 보호막을 만들어 증발되는 수분을 막아주는 거예요.

피부에 있어서 수분은 상당히 중요한 부분을 차지하는데요, 피부에는 수분이 70%, 유분이 30% 필요해요. 하지만 표피층이 얇아져 수

알쏭달쏭 블랙헤드 홈케어 Q&A

분이 60%, 50% 점점 줄어들면 유분이 부족한 부분을 채우려고 40%, 50% 늘어나므로 소위 말하는 '개기름'이 생기는 것이랍니다. 수분이 충분해야만 피지도 줄고 노화도 방지되니 랩마스크를 소홀히 하지 마세요.

Q 물에 불리는 것만으로도 모공이 열리나요?

A 물에 불리는 것만으로도 모공은 열립니다. 목욕이나 사우나를 가면 일부러 열려고 하지 않아도 모공이 잘 열려서 피부가 깨끗해 보이는 걸 경험해보셨을 겁니다. 피부에 가장 자극이 없고 안전한 방법입니다. 그래서 세안할 때 불리는 시간을 오래 가지면 얼굴에 열이 오르며 모공이 열리는 것을 느낄 수 있습니다. 이때 느슨해진 모공에 올라와있는 블랙헤드를 살짝 제거해 주시면 됩니다.

Q 계절별로 피지 분비가 달라진다고 하셨는데 그러면 블랙헤드를 어떻게 관리해야 하나요?

A 피지 분비는 봄부터 증가하기 시작하여 여름에 폭발적으로 늘어납니다. 또한 모공은 열을 방출하기 위해 열려 있는 상태입니다. 그래서 피지 관리에 중점을 두어야 하는 시기입니다. 이 시기에는 클렌징 티슈, 클렌징 오일, 클렌징 폼 순서로 1일 2회 세안하시면 됩니다. 또한 모공은 매일 비워주시고 피지 흡수를 돕는 클레이 팩을 하시면 좋습니다. 수분관리는 피지 흡착이 뛰어난 라이스 페이퍼와 수분 증발을 막는 랩마스크로 하시면 됩니다. 화장품은 바르지 않아도 됩니다. 가을부터는 피부에 치명적인 건조하고 찬바람이 불기 시작해 우스갯소리로 피부 영양실조가 시작된다고도 합니다. 가을, 겨울에는 열이 빠져나가지 않게 하기 위해서 모공이 닫힙니다. 때문에 모공 관리가 중점이 되어야 합니다. 이 시기에는 클렌징 오일로 1차 세안을 한 후 거품을 풍성하게 내어 클렌징 폼 세안하시면 됩니다. 모공 비우기는 스페셜 케어로 주 1회 하시면 충분합니다. 수분관리를 위해서 설탕물을 촉촉이 적신 화장솜 팩과 랩마스크를 해주시면 더욱 효과적이고 가습기도 항상 틀어놓는 게 좋습니다. 화장품은 에센스나 앰플 중 선택하여 사용하시면 됩니다.

알쏭달쏭 블랙헤드 홈케어 Q&A

Q 블랙헤드 제거 후
모공이 더 넓어지지 않나요?

A 블랙헤드를 뿌리까지 제거하면 블랙헤드가 빠진 모양 그대로 보여 순간적으로 넓어 보일 수 있습니다. 앞에서 설명 드린 것처럼 모공이 닫히지 못하는 것은 모공 속에 피지가 가득 채워져 수축을 하지 못하기 때문입니다.

블랙헤드 뿌리까지 비워진 모공은 당일 이후 서서히 닫히는 모습을 볼 수 있습니다. 거기에 다시 화장품을 채우는 실수를 하지 않으면 더 빨리 닫힙니다. 또한 매일 분비되는 피지가 모공 속에 채워지는 것을 줄이면 그 지속력은 더 높아집니다. 모공 속 피지가 채워지기 전 매일 랩마스크로 수분 증발을 막아 피부에 수분이 충족되면 피지는 적당량 분비한 후 스스로 멈춘다는 것을 기억하세요.

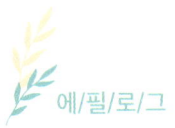

에/필/로/그

블랙헤드, 누구나 올바르게 관리할 수 있다

코 모공과 블랙헤드를 연구한 지 10년. 그동안 나를 찾아온 고객들은 샵을 방문하기 전에 이미 여러 정보를 듣고, 체험해 본 사람들이 대다수이다. 해결되지 않을 것 같은 고민을 품고 정말 마지막이라는 생각으로 나에게 온 그들에게는 아주 조금만이라도 좋아지고 싶다는 간절함이 있었다.

바로 이 책을 쓰게 된 계기다. 매일같이 올라오는 블랙헤드에 관한 질문에 올바른 관리법이 무엇인지, 어떤 원리로 모공의 변화가 생기는지, 제품이나 시술 홍보가 아닌 개개인에게 맞는 방법을 찾아주고 남들의 시선으로부터 자유로워질 수 있도록 만들어주고 싶었다.

언제나 부러움의 대상인 브라운관 속 연예인들은 S라인 몸매나 V라인의 예쁜 외모는 물론, 깨끗하고 화사한 피부까지 겸비하고 있다. 그러나 그들이 자랑하는 촉촉한 피부는 비단 진한 화장 때문만은 아니다.

유명 여배우들은 자신만의 뷰티 팁을 한 가지씩은 가지고 있다고 한다. 피부 좋은 배우 송혜교의 비결은 끊임없는 수분 공급이고, 빛나는 민낯으로 유명한 전혜빈은 각질과 모공 관리, 세계 미인 2위로 선정된 나나는 클렌징에 중점을 둔다고 밝혔다. 블랙헤드를 줄이는 방법 또한 클렌징과 모공, 수분 공급에 중점을 두는 관리들이다.

블랙헤드와 모공은 하루아침에 좋아지지 않는다. 인내와 끈기가 필요하다. 원인을 알고 올바른 관리를 습관화하면 화사한 코 피부로 변할 수 있다. 다음의 6계명을 명심하자.

• 블랙헤드 관리 6계명

첫째, 세안을 절대 소홀히 하지 마라. 화장한 채로 잠들거나, 클렌징에 소홀하거나, 번갯불에 콩 볶아 먹듯 짧은 시간에 세수를 끝내거나, 찬물에 씻는다면 블랙헤드는 점점 늘어난다.

둘째, 모공 비우는 것을 겁내지 마라. 모공을 비우지 않는 한 블랙헤드는 없앨 수 없다. 올바른 방법을 사용하고, 한번에 해결하겠다는 과한 욕심만 버리면 된다.

셋째, 화장품 욕심을 버려라. 과한 화장품은 독이다. 화장품으로 블랙헤드를 없애고 모공을 수축할 수 없다.

넷째, 레이저 시술에 현혹되지 마라. 블랙헤드는 모공 속에 박혀있고 모공은 피부 속에 연결되어 있다. 시술을 받을수록 피부만 점점 얇아져 피부 예민함이 증가할 것이다.

다섯째, 각질 제거를 하지마라. 피부를 보호하는 각질층이 얇아질수록 블랙헤드는 늘어나고 모공은 넓어진다. 각질 제거보단 수분관리에 신경 써라.

여섯째, 거울을 멀리하라. 매일 분비되는 피지는 호르몬에 의해 조절된다. 거울을 보며 블랙헤드 때문에 한숨짓고 스트레스를 받는 순간 피지는 증가한다는 것을 유념해라.

마지막으로, 이 책에는 잘못된 블랙헤드 관리를 하고 있던 독자를 혼내는 듯한 어투와 2030에게 가까워지려고 사용한 신조어, 블랙헤드로 상처받은 사람들을 보듬어주려는 어수룩한 위로가 섞여있지만 피지로 고민하는 이들에게 아주 작은 도움이라도 되었다면 더 이상 바랄 게 없겠다.
 이 책을 쓸 수 있게끔 응원해준 고객님들과 출간되면 꼭 읽겠다는 분들께 진심으로 감사하다는 말을 남기며 글을 마친다.

건강한 피부와 숨 쉬는 모공을 만드는
블랙헤드 홈케어

펴낸날 초판 1쇄 2020년 3월 25일
        2쇄 2021년 6월 7일

지은이 이은미

펴낸이 강진수
편 집 김은숙, 김도연
디자인 임수현

인 쇄 (주)사피엔스컬쳐

펴낸곳 (주)북스고 **출판등록** 제2017-000136호 2017년 11월 23일
주 소 서울시 중구 서소문로 116 유원빌딩 1511호
전 화 (02) 6403-0042 **팩 스** (02) 6499-1053

ⓒ 이은미, 2020

- 이 책은 저작권법에 따라 보호를 받는 저작물이므로 무단 전재와 무단 복제를 금지하며, 이 책 내용의 전부 또는 일부를 이용하려면 반드시 저작권자와 (주)북스고의 서면 동의를 받아야 합니다.
- 책값은 뒤표지에 있습니다. 잘못된 책은 바꾸어 드립니다.

ISBN 979-11-89612-57-3 13590

이 도서의 국립중앙도서관 출판예정도서목록(CIP)은 서지정보유통지원시스템 홈페이지(http://seoji.nl.go.kr)와 국가자료종합목록시스템(http://kolis-net.nl.go.kr)에서 이용하실 수 있습니다. (CIP제어번호 : CIP2020011757)

책 출간을 원하시는 분은 이메일 booksgo@naver.com로 간단한 개요와 취지, 연락처 등을 보내주세요.
Booksgo는 건강하고 행복한 삶을 위한 가치 있는 콘텐츠를 만듭니다.